Q

花粉症は治すことができるって本当？

A

根治が期待できる治療法があります。

しかも、保険適用内で！

（詳しくは150ページ）

子どもの花粉症診断チャート

うちの子は花粉症!?

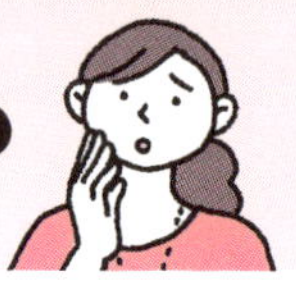

1分でチェックしてみよう!

Q:花粉症かな? と思う
- 花粉症だと思う
- わからない

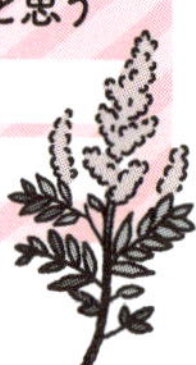

Q:花粉症のニュースをみると憂鬱になる?
- 憂鬱になる
- 特に気にならない

Q:くしゃみ、鼻汁、鼻づまりの症状がある?
- ある
- ない

Q:1日に鼻をかむ回数は?
- 10回以上
- 10回未満

Q:目のかゆみはある?
- ある
- ない

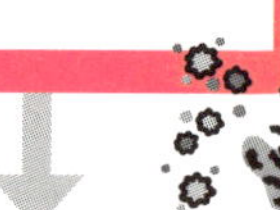

Q:鼻はつまっている方ですか?
- つまっている
- つまらない

花粉症の疑い

26%〜50%

花粉症の可能性は低いですが、疑いがないとも言い切れません。気になる方は医師の診断をお受けいただくことをおすすめします。

花粉症の疑い

0%〜25%

花粉症の可能性は低いですが、気になる方は医師の診断をお受けいただくことをおすすめします。

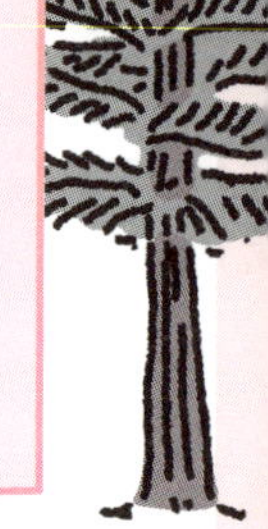

※この診断結果はあくまで目安なので、少しでも子どもに花粉症と思わしき症状があれば医療機関を受診しましょう

＊1（175ページに参考文献あり。以下同）をもとに作成

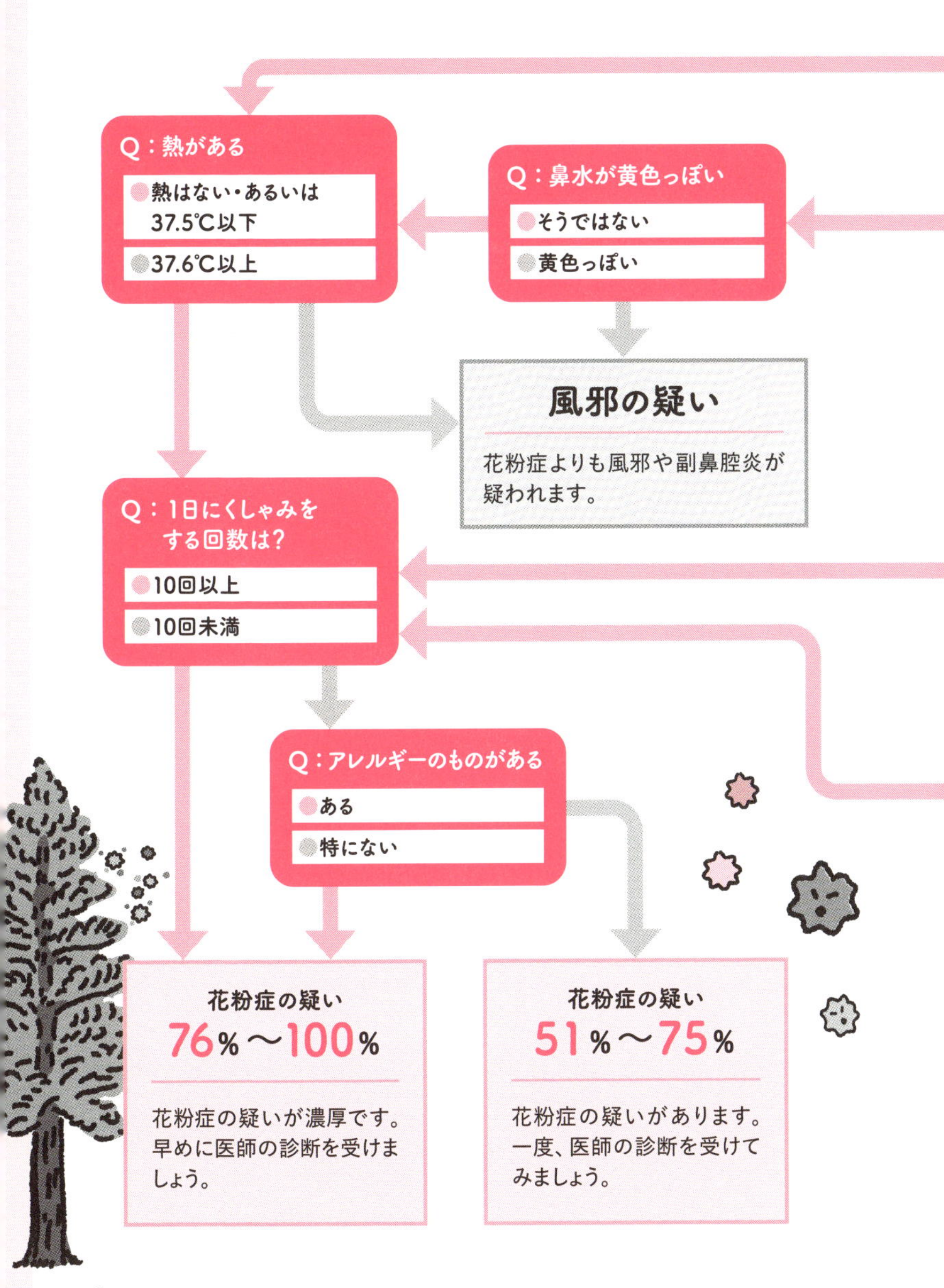

主な花粉症治療の比較表

	種類	主にどんな時に使う?	メリット	デメリット
P122 第2世代抗ヒスタミン薬	内服薬	くしゃみ、鼻水、鼻づまり、目のかゆみ	種類によっては即効性がある	副作用がややある
P150 舌下免疫療法	内服薬	くしゃみ、鼻水、鼻づまり、目のかゆみ	根治が期待できる。副作用が少ない	即効性に欠ける。数年間にわたる長期的な服用が必要
P130 漢方薬	内服薬	鼻水、咳、鼻づまり	副作用が少ない	即効性に欠ける
P132 血管収縮点鼻薬	点鼻薬	鼻づまり	即効性がある	使い続けるとかえって症状がひどくなる
P132 ステロイド点鼻薬	点鼻薬	鼻づまり、鼻水、くしゃみ	副作用が少ない	即効性に欠ける
P136 ケミカルメディエーター遊離抑制点眼薬	点眼薬	目のかゆみ、充血	副作用が少ない	即効性に欠ける
P138 レーザー手術	手術	鼻づまりが基本(くしゃみ、鼻水にも適応)	一度の治療で効果が見込める。日帰りで終わる	手術直後、一時的に症状が悪化することがある。数年で効果がなくなる

はじめに

春先になると、目がかゆくなったり、くしゃみや鼻水が止まらなくなったりする花粉症。今や「国民病」ともいわれますが、最近は子どもの花粉症が増えているのをご存じでしょうか。

なんと5〜9歳の子であれば3人に1人、10〜19歳においては、2人に1人が花粉症を発症しているという調査結果もあります（＊2）。

また、平均発症年齢は5・8歳という調査結果もあり（＊3）、花粉症を発症する患者の低年齢化が進んでいます。中には、わずか2〜3歳で発症する子どもも少なくありません。

しかし、花粉症にかかっている子どもの多くは、治療を受けずにそのまま放置されています。子どもの花粉症は非常にやっかいなもので、大人と違い、症状が出ても花粉症だと自覚しておらず、親御さんも気づかないことが多いのです。

花粉症は初期のうちであれば、舌下免疫療法によって短期間で治すことができますが、症状が進み、重症化すると治療にも時間がかかりますし、その分長い間、苦しい思いをすることになってしまいます。

また、完璧に予防ができれば良いのですが、大量の花粉が日本中に飛んでいる限り、そうはいきません。花粉を浴び続けていれば、まだ発症していなくとも、わが子がいつ何時、花粉症になってもおかしくないのです。

花粉症の大半はスギ花粉によるものです。日本には北海道と沖縄を除く全国で、スギの樹木が大量に植えられ、バレンタインデーあたりからホワイトデーあたりまで容赦なく花粉をまき散らします。

飛散距離は偏西風に乗れば、なんと約１００㎞以上に達するともいわれ、つまり、山梨県甲府市周辺のスギ花粉が東京駅まで飛んでくる計算になるのです。

小さいうちからスギ花粉を大量に浴びてしまうと、花粉症を発症するリスクが高まります。そして、症状を放っておくと重症化し、くしゃみや鼻水が止まらず勉強やスポーツどころではなくなってしまいます。

だから早いうちに治療してあげましょう。

幸い、医療の発達により、現在、花粉症は根治が期待できます（もちろん個人差はありますが）。

治療方法はさまざまですが、最近は痛みもほとんどないものが多く、小さな子どもでも安心して治療を受けることができます。

また、子どものうちに治療しておいた方がいい理由の一つに、医療費が低額で済むことがあげられます。

花粉症の根治を目指す治療に、「舌下免疫療法」というものがありますが（詳細は150ページ）、大人の場合は初回の治療費が3割負担で4000〜5000円ほどで、それ以降も治療と薬の処方で1ヵ月あたり2000～3000円ほどになります。

これが小学生だと自己負担なし、もしくは1ヵ月あたり数百円程度。しかも早いうちに治療をスタートさせると早く治ることも期待でき、費用をおさえられます。


昨今の花粉症患者の増加を受け、世間では「薬を飲まなくても花粉症は治る」や「これを食べれば1日で良くなる」といった情報が流れていますが、これらの中には誤ったものもたくさん含まれています。こういった情報をうのみにしてしまうと、花粉症が良くならないどころか、悪化する可能性もあります。

そうならないためにも、親御さんが正しい知識をもち、わが子が花粉症に苦しまないようにしてあげましょう。この本がそんなきっかけとなれば幸いです。

CONTENTS

子どもの花粉症診断チャート……2
主な花粉症治療の比較表……4
はじめに……5

第1章
花粉症ってどんな病気？

Q なぜ、春に花粉症になるの？……16
Q 花粉症の主な症状は？……18
Q 花粉以外に鼻炎を引き起こす原因はある？……20
Q 花粉症を引き起こす植物にはどんな種類があるの？……26
Q 花粉症になりやすい時期は？……30
Q なぜ、花粉症になる人が増えているの？……32
Q 小さいうちからでも花粉症になるの？……34
Q 大人と子どもの花粉症の違いってあるの？……38

CONTENTS

Q 都会よりも田舎の方がなりやすいってホント？……42
Q 花粉症は日本にしかないものなの？……44
Q 花粉症はどうやってわかるの？……46
コラム 先輩ママ・パパの体験談 思いもよらない検査結果にびっくり……50

第2章

花粉症にまつわる新・常識

Q 腸内環境が悪化すると花粉症になりやすいってホント？……52
Q 花粉症に良くない食べ物はある？……56
Q 花粉症は遺伝が関係しているの？……60
Q 花粉症になりやすい人となりにくい人はいるの？……62
Q 花粉症になるとうつ病になりやすい？……64
Q 花粉症は子どものうちに治療した方がいい？……66
Q 花粉症は治すことができるってホント？……68

コラム 先輩ママ・パパの体験談 花粉症が理由でいじめられていたわが子……70

第3章 今日からできる！ 花粉症対策

Q 外出時はマスクを必ずつけた方がいい？……72
Q どんなマスクをつけたらいい？……74
Q 外出するときはどんな服装がいいの？……76
Q 花粉をカットするメガネの効果は？……80
Q 外から帰ってきたらすぐやることは何？……82
Q 帰宅後、服についている花粉をとること以外に大事なことは？……86
Q 鼻うがいはした方がいい？……90
Q 正しい鼻のかみ方は？……94
Q 鼻がつまって眠れない！ どうしたらいいの？……96
Q 花粉が飛散している時期に掃除はどうすればいい？……98

CONTENTS

Q 洗濯物を外に干してもいい？ …… 100
Q 花粉対策のために空気清浄機を使うのはいい？ …… 102
Q 花粉症にはヨーグルトを食べるといいってホント？ …… 104
Q 花粉症予防になる食事ってあるの？ …… 108
Q 冷え性は花粉症を悪化させるの？ …… 112
コラム 先輩ママ・パパの体験談 子どもに花粉症対策を守ってもらう方法 …… 116

第4章

花粉症を緩和する ～薬物療法&レーザー治療～

Q 花粉症に薬って本当に効くの？ …… 118
Q 花粉症の薬ってどんなものがあるの？ …… 120
Q 眠気が出にくい薬はある？ …… 122
Q 薬を服用するうえで注意点はある？ …… 126
Q 薬が効かない！ どうしたらいい？ …… 128

Q 花粉症に良い漢方薬はある？…… 130
Q 子どももも点鼻薬を使っていいの？…… 132
Q 子どももも点眼薬を使っていいの？…… 136
Q レーザー治療って何？…… 138
Q レーザー治療の流れは？ いつおこなうのがいい？…… 142
コラム 先輩ママ・パパの体験談 中学受験対策としてのレーザー治療…… 146

第5章

花粉症の根治を目指す ～舌下免疫療法～

Q 花粉症はどうやって根本から治すの？…… 148
Q 体質改善する治療ってどんなもの？…… 150
Q 抗ヒスタミン薬やレーザー治療と舌下免疫療法の違いは？…… 152
Q どんなふうに治療するの？…… 154
Q 副作用はあるの？…… 156

CONTENTS

Q いつ始めるのがいい？ …… 160
Q どのくらいの期間で治る？ …… 162
Q 治療を休んだらどうなるの？ …… 164
Q ダニアレルギーもある場合はどうするの？ …… 166
Q どこで治療を受けられる？ …… 168
コラム 先輩ママ・パパの体験談 舌下免疫療法をやってみて …… 170
おわりに …… 171
参考文献 …… 175

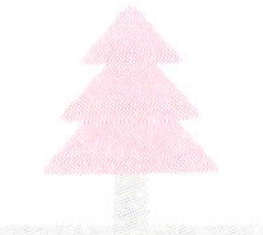

第1章

花粉症って どんな病気？

Q なぜ、春に花粉症になるの？

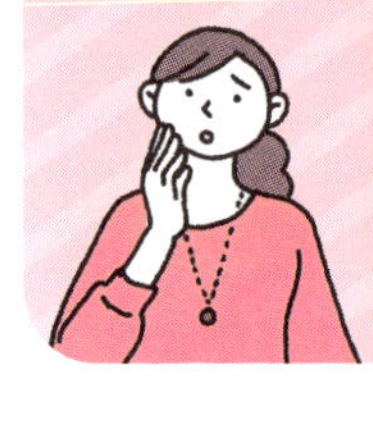

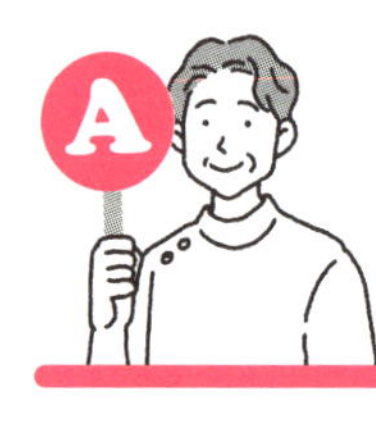

2月から3月にかけて大量の花粉が飛ぶからです。

春になると、鼻がムズムズ。くしゃみが止まらなくて、なんだか息苦しい。大人にとっても花粉症はやっかいなものですが、**子どもにとっても鼻水が止まらなかったり、目がかゆくてかいてしまったり、花粉症は不快そのものです。**親御さんも、つらそうにしているわが子を早くラクにしてあげたいと思うことでしょう。

そもそも、なぜ花粉でこんな苦しい思いをしなくてはならないのでしょうか。今さらの話かもしれませんが、**花粉症は植物の花粉が原因となって起こります。**

人間には「免疫（めんえき）」という機能がそなわっていて、体の中に異物が入ってくると、それが自分に害を及ぼすものかそうでないかを見分けて、体に害を及ぼすようなものをやっつけて追い出そうとします。

私たちの鼻や口の中には粘膜（ねんまく）があり、敵をガードし、排除する役割があります。異物が入ってくると、粘膜は全力で追い出そうとします。

花粉が鼻や口に入ってくると、本来追い出す必要がないものですが、「体に害を及ぼすものだ！　だから追い出そう」と体が過剰に反応し、くしゃみ、鼻水などで、花粉を外に出そうとします。これを「アレルギー反応」というのですが、花粉の量が多ければ多いほど、くしゃみ、鼻水がひどくなり、つらい状態が続いてしまいます。鼻水がずっと出ると、鼻づまりを起こし、息がしにくくなります。

このように、花粉によってつらい症状が出るのが花粉症の特徴です。花粉が飛んでいる時期にはずっとこの症状が出続け、花粉が飛ばなくなると、症状がおさまり、すーっとラクになります。主に花粉症は、花粉が飛散する春や秋に発症することから、「**季節性アレルギー性鼻炎**」とも呼ばれます。

Q 花粉症の主な症状は？

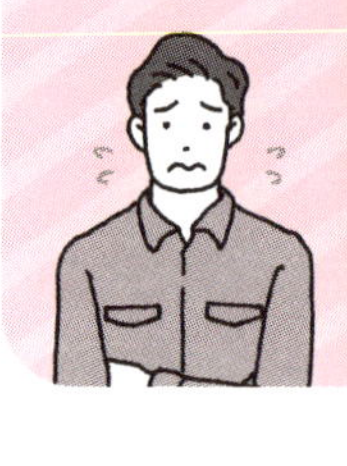

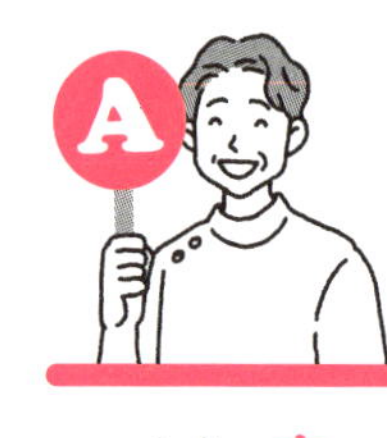

鼻水、鼻づまり、くしゃみが主な症状。

花粉症の代表的な症状といえば鼻水、鼻づまり、くしゃみがあげられると思います。さらに目やのどのかゆみ、皮膚のかゆみなども起こり、鼻がつまっていることで、頭がぼーっとします。集中力が欠けて、イライラするのも花粉症によるものです。

花粉症は鼻水、鼻づまり、くしゃみの程度によって軽症、中等症、重症、最重症に分けられます（**次ページ参照**）。

軽症であれば日常生活に大きな支障はありませんが、中等症以上になると、集中力

花粉症の重症レベル

軽症	1日の間にくしゃみ1～5回、鼻かみ1～5回。 口呼吸は全くないが鼻がつまっている感じがする。
中等症	1日の間にくしゃみ6～10回、鼻かみ6～10回。 鼻づまりが強く、ときどき口呼吸をしている。
重症	1日の間にくしゃみ11～20回、鼻かみ11～20回。鼻づまりが非常に強く、1日のうちかなりの時間、口呼吸をしている。
最重症	1日の間にくしゃみ21回以上、鼻かみ21回以上。 1日中鼻がつまっている。

※どれか一つでも当てはまれば、該当すると考えて良い

の低下が見られます。

また、重症になると日常生活を送るのが苦しくなり、最重症ともなれば、毎日のあらゆる作業が手につかなくなってしまいます。

たかが花粉症とあなどっていると、大変なことになります。子どもの場合、軽症でも学校生活にも影響が出ます。授業中にくしゃみや鼻かみを何回もすると、まわりの子にからかわれてしまうというケースもあるそうです。

また、鼻づまりで勉強に集中できなかったり、寝つけなくなることもあります。そうならないためにも、早めの対処が必要になってくるのです。

Q 花粉以外に鼻炎を引き起こす原因はある？

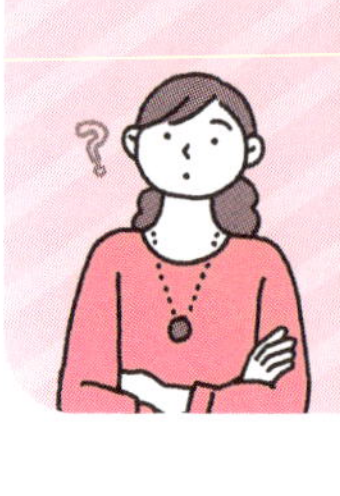

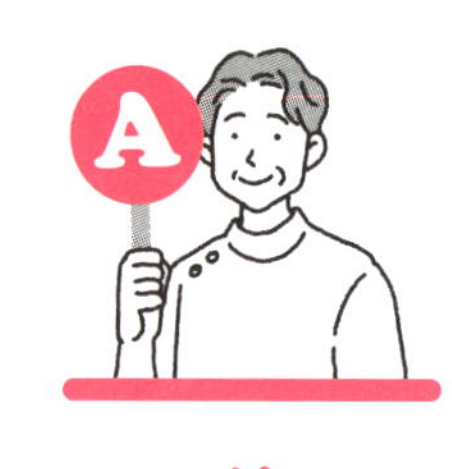

ハウスダストも鼻炎を起こします。

花粉のようにアレルギー反応の原因となる物質を「**アレルゲン**」といいます。アレルゲンは花粉以外にもハウスダストや、小麦、卵、魚、甲殻類（こうかくるい）などの食物にも含まれています。

アレルゲンが鼻の粘膜に侵入して、鼻水、鼻づまり、くしゃみなどの症状を起こすことを「**アレルギー性鼻炎**」といいます。花粉症もアレルギー性鼻炎の一種で、そもそも鼻炎とは、鼻の粘膜が炎症を起こして腫（は）れた状態を指します。

花粉が原因となる季節性アレルギー性鼻炎（花粉症）とは異なり、年中ずっと鼻炎になってしまう**「通年性アレルギー性鼻炎」**もあります。その原因となるものは主にハウスダストです。

ハウスダストは家中に舞う小さなほこりで、直径1ミリ以下の目に見えにくいものを指します。それを吸うと鼻水、鼻づまり、くしゃみなど、花粉症と同じような症状が起きます。

花粉症は春や秋といった季節性の病気で、それ以外のシーズンでは症状が出ないことが特徴ですが、花粉症シーズン以外で鼻炎になってしまう場合は、ハウスダストが原因といっても過言ではありません。

通年性アレルギー性鼻炎の原因となるハウスダストにもいくつかの種類があります。まずはダニ、ダニの死骸(しがい)やふんです。

花粉症以外のアレルギー性鼻炎で最も多いのが、ダニによるものです。ダニは人や動物のふけ、乾燥(かんそう)などではがれ落ちた皮膚の小さなかけらや、食べ物のかすなどをエサにして成長した後、繊維くずに産卵し、繁殖します。
ダニは高温多湿のところを好み、室温が25℃以上、湿度が60％以上になると繁殖しやすくなります。そのため、梅雨の時期や夏場にアレルギー症状が出るという人も少なくありません。ダニは服や寝具などの繊維だけでなく、犬、猫、ハムスターなどのペットの毛にも生息しています。

生きているダニ以外にも、ダニの死骸が粉々になったもの、ふん、脱皮したぬけがらなども、アレルギー性鼻炎の原因となります。夏に繁殖したダニが秋に死骸となり粉々になったものを吸うと、アレルギーが起こることもあります。

ほかには、**カビもアレルギー性鼻炎を引き起こします。**カビは風呂場、トイレ、洗面所、キッチンなど水気の多いところを好み、特に湿気の多い夏場は黒カビがいたるところにはびこりやすくなりますが、これを放っておくとアレルギー性鼻炎を引き起こすおそれがあります。

カビの胞子は空気中を浮遊します。「カビが生えている場所＝カビの胞子があちこちに飛んでいる場所」ですが、目に見えるものではないので、あまり実感が湧かないかもしれません。しかし、実際は屋内では1㎥に数千個のカビの胞子が浮遊していて、それを知らず知らずのうちに吸い込むことでアレルギーが起きます。

また、高温多湿の浴室や結露ができる窓際、エアコンに多く繁殖する「トリコスポロン」という種類のカビを吸い込むことで「夏型過敏性肺炎」という病気を引き起こし、発熱や咳、痰などの風邪のような症状が出ます。

さらに意外なところでは、**食べ物のかすも間接的にアレルギー性鼻炎の原因になります**。人は食事をすると、気づかないうちに食べこぼしをしているのですが、そのかすがダニやカビのエサとなって、繁殖させる原因となります。

小麦粉などの粉類はコナダニが繁殖しやすく、開封後に常温で保存すると、袋に入り込んだダニが一気に袋の中で繁殖し、加熱調理しても食べると重いアレルギー症状を引き起こしてしまうおそれがあります。

くわえて、窓から入ってくる土、砂ぼこり、排気ガス、タバコの煙もハウスダストであり、アレルギー性鼻炎の原因となります。

とはいえ、ハウスダストは主に室内から発生します。砂ぼこり、排気ガスなど、外から持ち込まれるハウスダストが3割であることに対し、残りの7割は室内に存在しています。

ハウスダストは家具のすき間や上面、エアコン内部、照明器具の上面、天井など、掃除の手が届きにくいところにたくさんあります。**掃除を少しでも怠ると、ハウスダストを溜め込むことになり、アレルギー性鼻炎を悪化させることになります。**

最近は、花粉症と通年性アレルギー性鼻炎の両方に苦しむ子どもや、多くの草木の花粉症をもっており、年中アレルギー症状に悩まされるという子どもも少なくありません。

アレルギー性鼻炎の種類と原因

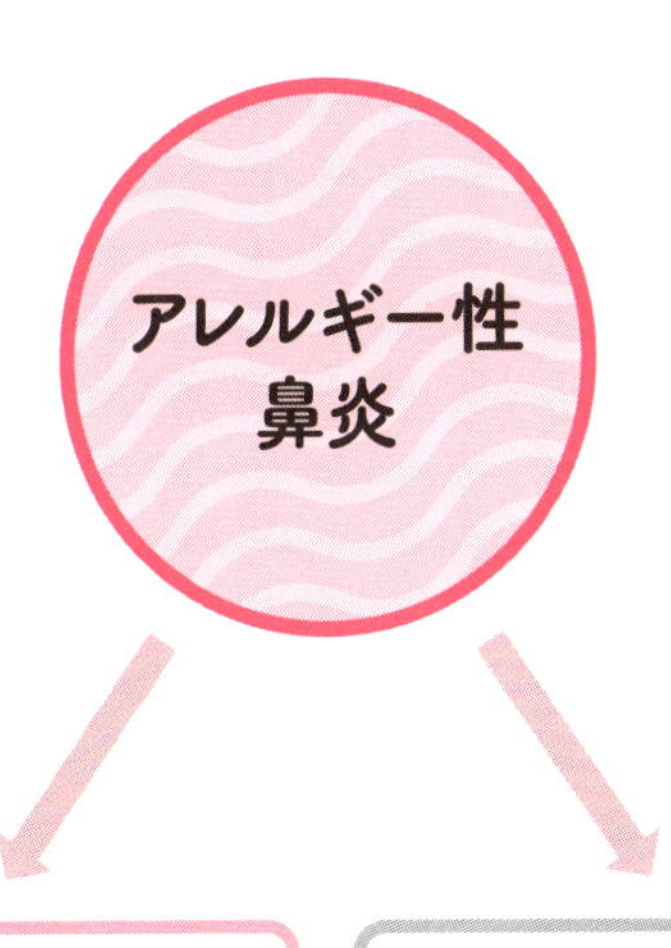

季節性アレルギー性鼻炎(花粉症)

通年性アレルギー性鼻炎

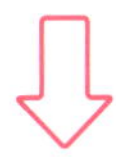

スギ花粉
ヒノキ花粉
ブタクサ花粉
などが原因

ダニ
カビ
ほこり
などが原因

Q 花粉症を引き起こす植物にはどんな種類があるの？

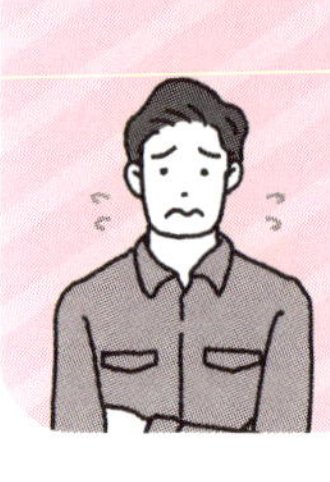

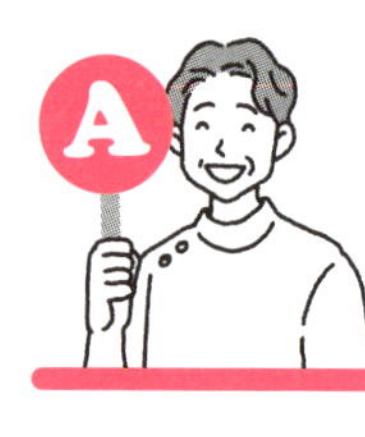

スギ、ヒノキ、ブタクサ、ヨモギなど多種多様。

花粉症を引き起こす原因となる植物の中で最も多いのはスギです。関東だとスギ花粉の飛散時期は2～4月が中心です。飛散距離も長く、北海道、沖縄以外の地域で多く飛散しています。

次に多いのはヒノキの花粉です。ヒノキ花粉も飛散距離が長く、広範囲で飛散します。スギとあわせてヒノキの花粉症にかかっている人も多く、その場合は重症化しやすいのです。

シラカバも花粉症を引き起こします。シラカバは北海道に多く、患者数も年々増加しています。症状はほかの花粉症とほぼ同じですが、リンゴを食べると口内がかゆくなる「口腔（こうくう）アレルギー症候群」（57ページ）を引き起こすことが特徴としてあげられます。

また、花粉症は秋にも起こります。その代表がブタクサです。**じつは、ブタクサの花粉症は、日本ではスギ、ヒノキに次いでかかっている人が多いのです**。

ブタクサはスギやヒノキと違い、背が低い草花で飛散距離が短いのが特徴です。近づかなければ花粉を浴びることはないので、発症を避けることが可能です。とはいえ、早朝や風の強い時間帯は集中して飛散するため、子どもが通学時にブタクサの花粉を浴びてしまうこともあります。

ブタクサ花粉症は鼻や目に症状が出るほか、喘息（ぜんそく）を悪化させることがあります。気になる人は、通学路のまわりに黄色の花を咲かせたブタクサが生えていないか、チェックした方がいいかもしれません（見た目がセイタカアワダチソウと似ているため注意！）。
もし、ブタクサが生えているようなら、学校に相談して可能な範囲で通学路を一部変更することも検討しましょう。

繁殖力が強く、河川敷（かせんじき）や空き地に生えているヨモギも花粉症の原因になります。ブタクサと同様に背が高くない草花なので、飛散距離こそ短いものの、群生しているので、近くを通ると花粉を浴びる可能性があります。

そのほか、コナラ、マツ、ブナ、カエデ、ヤナギ、クルミ、クワ、ケヤキ、オリーブ、ビャクシン、アシ、タンポポ、コムギ、ホソムギなども花粉症を引き起こす植物で、アレルギー検査の対象になります。

スギ、ヒノキ、ブタクサの飛散時期以外に、子どもに花粉症らしき症状が出ていたら、これらの植物の花粉に対してのアレルギー反応が検知されるかもしれません。ぜひ一度、検査を受けてみましょう。

花粉症を引き起こす植物たち

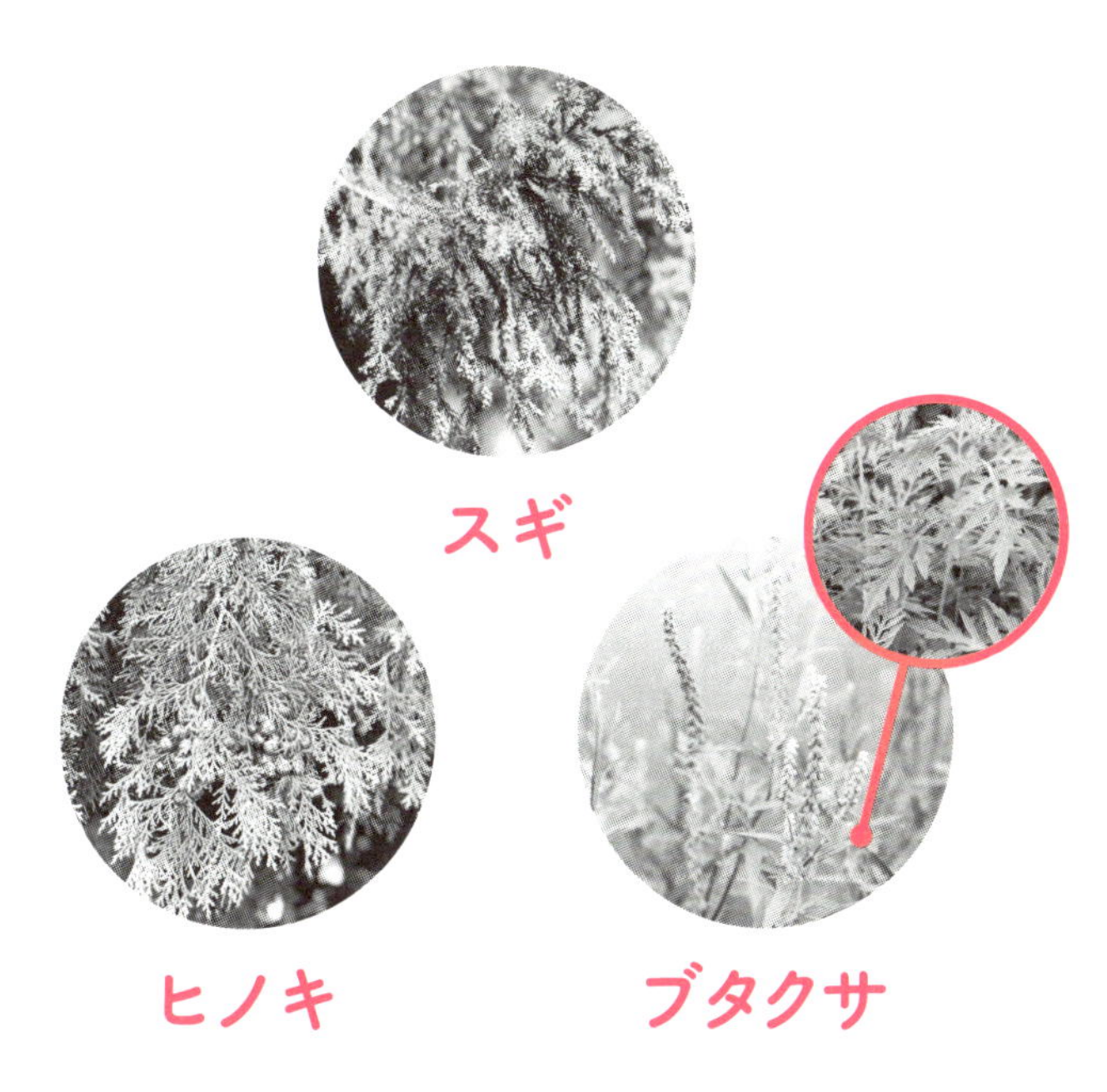

そのほかにも、シラカバ、ヨモギ、コナラなども
花粉症を引き起こす草木。

似ているから注意！

細くすっきりとした葉がついているのがセイタカアワダチソウ。ブタクサの葉は切れ込みがあり、ヨモギの葉に似ているのが特徴。

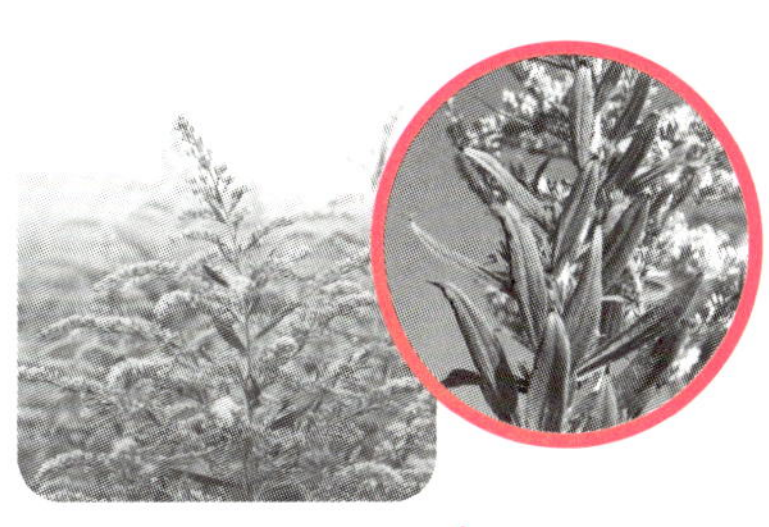

セイタカアワダチソウ

Q 花粉症になりやすい時期は？

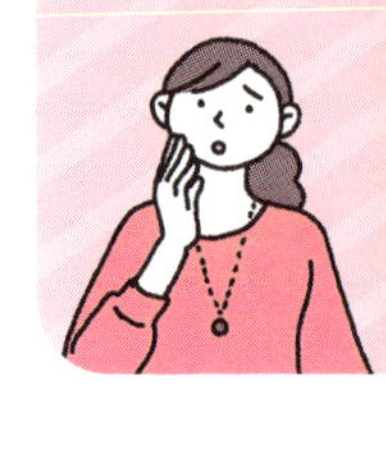

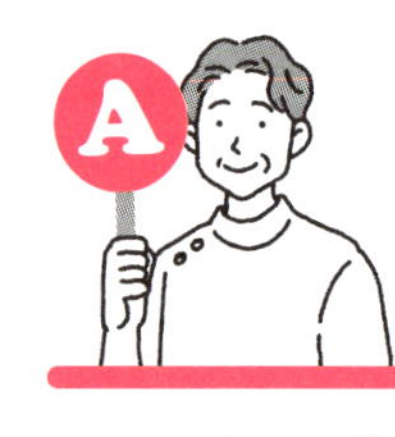

A 春先は特に注意が必要ですが、じつはいつでも花粉症になる可能性があります。

前述のように、花粉症は特に春と秋に注意すべきですが、**ただ、これ以外の時期も安心はできません**。なぜなら、年間を通して何らかの花粉が飛んでいるからです。たとえば例年関東では、2月からスギの花粉が本格的に飛び、3月からはヒノキ花粉の飛散のピークが始まります。

スギはおおよそ5月まで、ヒノキの花粉はおおよそ6月までに終わりますが、イネ科の花粉は3月～10月末までと飛散期間がとても長いのが特徴です。8月頃になるとブタクサ、ヨモギ、カナムグラの花粉の飛散が始まり、こちらも10月末まで続きます。そして、イネ科、ブタクサ、ヨモギ、カナムグラの花粉の飛散が終わったかと思うと、じつは10月からスギ花粉の飛散が始まっているのです。

このように、種類は違えども、花粉症を発症するおそれのある花粉がずっと飛んでいる状態です。関東だけでなく、東北から鹿児島まで、年中花粉が空気中にあります。また、北海道はスギやヒノキの花粉こそ少ないですが、シラカバの花粉が4月～6月にかけて飛びます。

このように基本的にずっと花粉が飛んでいる状態のため、いつ子どもが花粉症を発症するかわからないのです。**アレルギー検査をした結果、「今の時期に鼻がムズムズするのは、花粉が原因だったのか！」とわかるケースも十分にありえます。**

Q なぜ、花粉症になる人が増えているの？

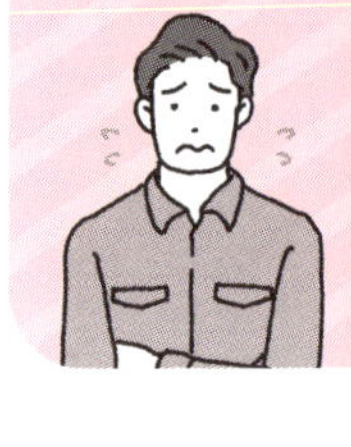

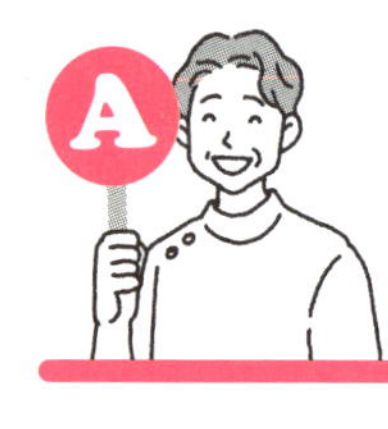

そもそも飛散量が増えているからです。

最近、まわりを見ていても、子どものうちから花粉症になるケースがとても増えたと思いませんか。理由としては、**そもそも飛散する花粉の量が増えていることがあげられます。** 千葉県船橋市では、1997〜2016年のスギやヒノキ花粉の平均飛散数が、1977〜1996年の2倍以上に増加しているという調査結果もあります（＊4）。

スギとヒノキによる花粉症の人が多いのは、戦後の日本で材木が不足し、1950年頃にスギとヒノキを大量に植えたことに原因があります。 しかしその後、安価な外

劇的に増えるスギ・ヒノキ花粉

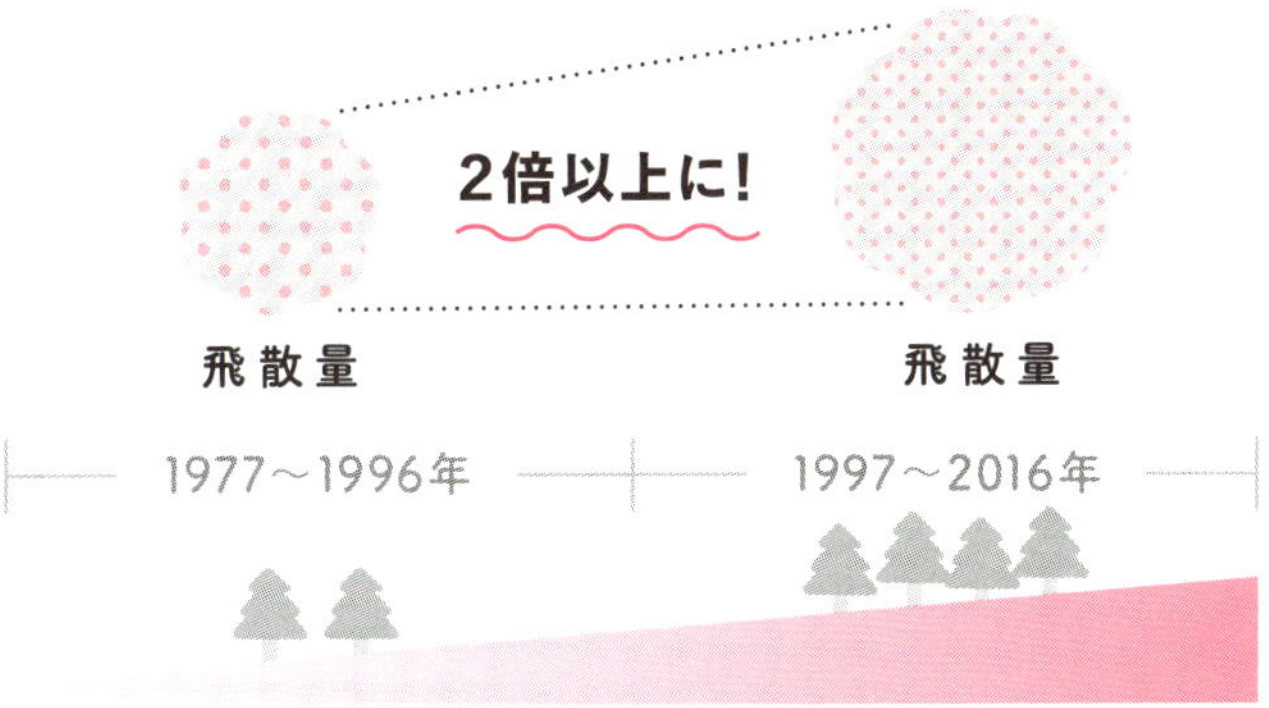

＊4をもとに作成

国産の材木を輸入するようになり、日本に生えている多くのスギやヒノキは、切られないまま、放置されることになったのです。今から対策しようにも、植林面積が広すぎてすべて伐採（ばっさい）することは難しく、放置され大きく成長したスギやヒノキは、毎年花粉を大量にまき散らしています。

くわえて、**スギやヒノキの花粉の飛散距離は約100㎞ともいわれているので、私たちはどこにいてもスギやヒノキの花粉を浴びることになります**。さらに道路が整備されコンクリートの道が増えたことで、一度地面に落ちた花粉が再び舞い上がり、それを吸うことで花粉症を引き起こすケースもあるのです。結論からいうと、年齢の低い子どもでも花粉症になります。

Q 小さいうちからでも花粉症になるの？

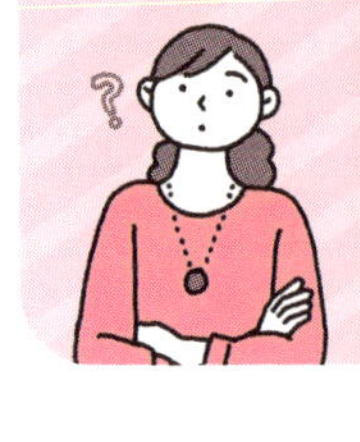

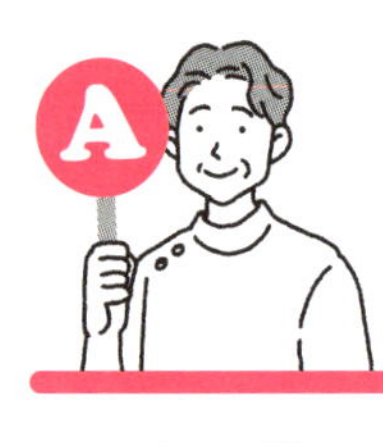

2〜3歳で花粉症になることもめずらしくありません。

子どもの花粉症は年々増えていて、スギ花粉症の年齢別の発症率は5〜9歳で30・1％、10〜19歳で49・5％とする調査結果があります（＊2）。この調査結果を見ると、19歳以下の半分近くが花粉症にかかっていることになりますし、飛散量が増加傾向にある中で今後、子どもの花粉症患者はどんどん増えていくと考えられます。

生後間もない乳児は外に出ることがあまりなく、浴びる花粉も少ないため、花粉症

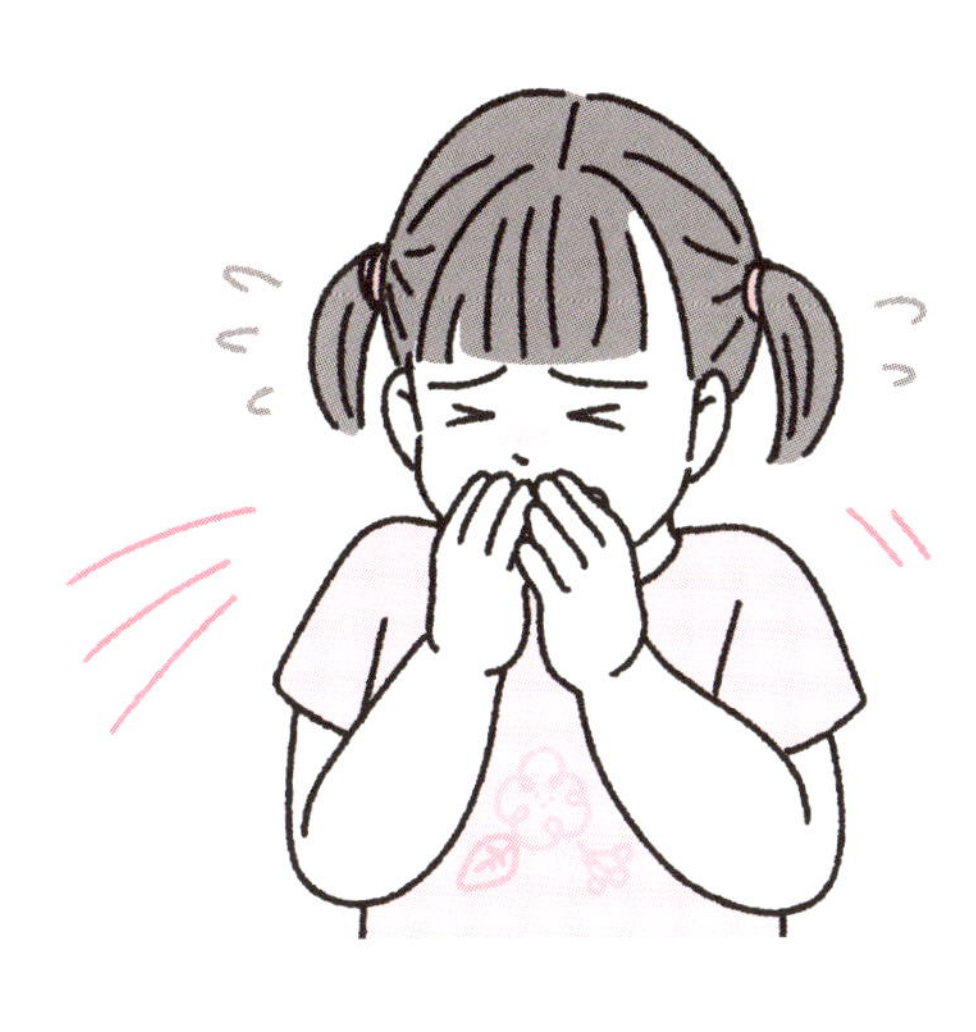

になることはほとんどありません。ところが、外に出かけられるようになると、花粉を浴びる機会が増えるため、花粉症を発症するリスクが高くなり、早い子であれば2～3歳で発症します。

花粉を早いうちからたくさん吸っていると重症化しやすくなります。

たとえば、小学校に上がる前は花粉症ではなかったにもかかわらず、小学校高学年になると重症化して見つかることもあります。本州、四国、九州の場合、スギ花粉はどこでも飛んでいて、逃がれることはできません。知らず知らずのうちに花粉症になっており、気づかずに症状が進行していることがあるのです。

子どもの花粉症で注意が必要なのは、花粉症で

あることを見過ごされてしまう点です。スギやヒノキの花粉が飛散する時期は季節の変わり目で、風邪の流行時期と重なります。

そのため、くしゃみや鼻水が出ていたとしても、「風邪だろう」と親御さんが判断してしまうことがよくあるのです。

さらに、**小さいうちは、症状を親御さんに具体的に訴えることもないので、花粉症であるのを見過ごされやすいのです。**

花粉症は軽症のうちであれば、比較的短い治療期間で根治することが期待できます。ところが長年治療も受けないまま花粉を浴び続けると重症化します。

症状が重くなると、花粉シーズンは常に鼻づまりや鼻水、くしゃみが出て、つらい思いをすることになります。常に鼻がつまっていると、頭がぼーっとして集中力も欠きますし、夜に鼻づまりやくしゃみが出ると、よく眠ることができず、日中に眠気に襲われ、授業をまともに受けられなくなります。

子どもの異変には親御さんが気づいてあげないといけません。**特に、春や秋に熱がないのに鼻がつまっていたり、頻繁に目をこすっているなと思ったら、すぐにでも耳鼻咽喉科を受診しましょう。**

ちなみに、2〜3ページに花粉症を診断できるチャート図を設けました。こちらにくわえて、39〜40ページでも症状を解説しているため、症状と照らし合わせて、子どもに花粉症の疑いがないかチェックしてみてください。

Q 大人と子どもの花粉症の違いってあるの？

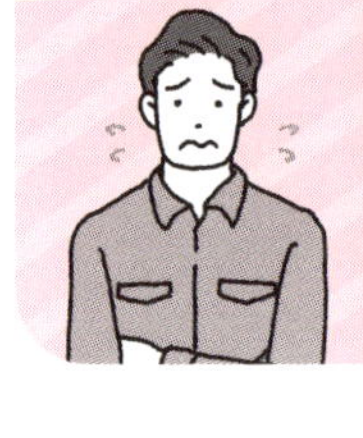

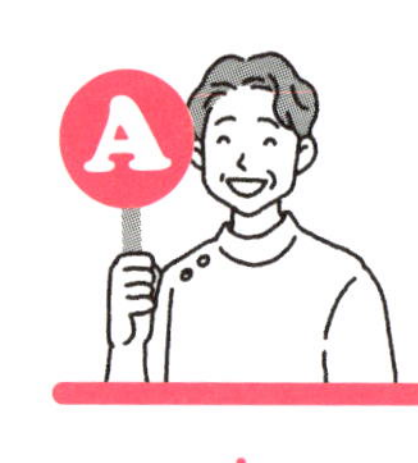

出やすい症状が少し異なります。

鼻水、鼻づまり、くしゃみなど基本的な症状は、大人も子どもも変わりはありません。ただ、大人と違って、子どもは具体的な症状を言葉で訴えることは少なく、目をこする、鼻をやたらにいじるなど、**行動面で花粉症特有の不快感をあらわすことが多いです。**

子どもはアレルギー症状が目に出やすく、大人よりもかゆみを感じやすいのが特徴

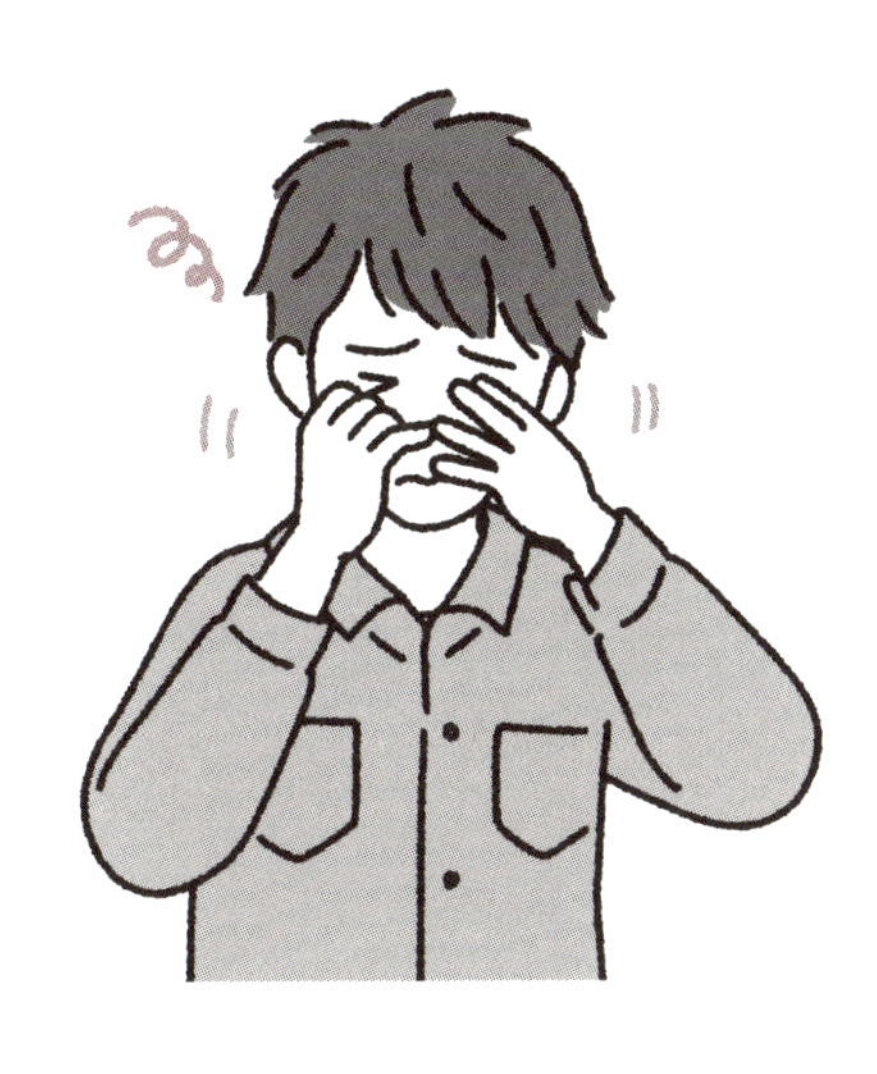

です。そのため、かゆさをがまんできずに、目を強くこすってしまいます。目のまわりは皮膚が弱く、デリケートなため、強くこすると赤み、かゆみが余計に強くなり、炎症を起こしてしまいます。また、目をこすると角膜（かくまく）を傷つけることになるので、視力などにも影響を及ぼします。

子どもがいつもと違う仕草をしていないか、見てあげてください。具体的に、わが子が次のような行動をしていたら、花粉症を疑いましょう。

【目】

- 目をかく
- 目が赤く充血している
- 目をしょぼしょぼさせている

【鼻】

- **鼻水がよく出る**
- **鼻がつまっている**
- **鼻をよくする**
- **鼻でいびきをかく**

【口】

- **くしゃみを頻繁にする**
- **口をよく開けている**

また、大人の場合、鼻水がサラサラしていることが多いのですが、子どもは粘り気のある鼻水が出ることが多く、くしゃみよりも鼻づまりの方が起こりやすいです。

そのため、**口呼吸をするようになり、口を開けて息をしていることが多く見られます（口呼吸のデメリットは67ページ）**。

さらに、子どものうちは花粉症に限らず、さまざまなアレルギーになりやすいとされています。特に赤ちゃんの場合は皮膚から入ったアレルゲンによって、アレルギーを引き起こす可能性が高いのが特徴です。

少しでも皮膚に傷がついていると、そこから異物が混入した場合、拒絶反応が出てアレルギー反応を引き起こすことになります。卵や小麦などの食物アレルギーは、目には見えないサイズの食べこぼしが、皮膚の小さな傷から入ることで起こります。赤ちゃんはちょっとした刺激で皮膚が傷つきやすく、皮膚バリアがこわれてしまうので、親御さんが注意しなくてはなりません。

食べこぼしは衣服に付着するので、親御さんは食事中もエプロンを着けましょう。子どもを抱っこするときに自分のエプロンをとれば、衣服にアレルゲンはついていないので、安心して子どもに触れることができます。

このような身近な対策は第3章で詳しく触れますが、食物アレルギーになったうえに、花粉症となると、子どもにとてもつらい思いをさせてしまいます。できるだけアレルゲンを避ける生活を心がけることが大事です。

Q 都会よりも田舎の方がなりやすいってホント？

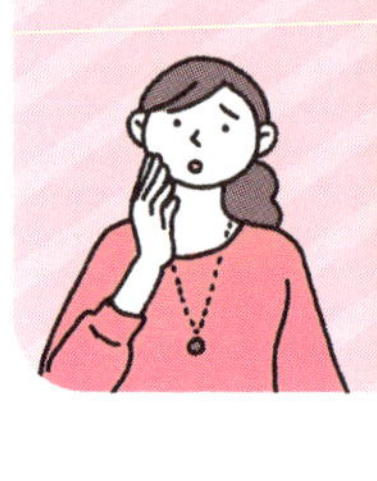

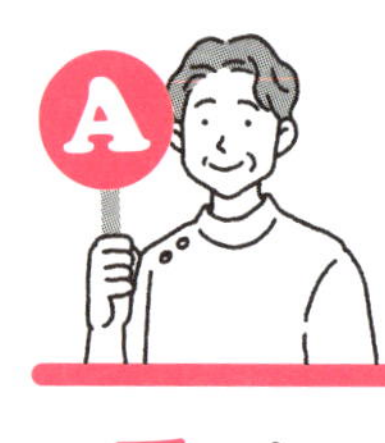

むしろ都会の方が重症化しやすいです。

スギやヒノキは山にたくさん生えているため、田舎の方が花粉症になりやすいとイメージしがちですが、答えはノーです。**都会でも田舎でも、花粉症にかかります。**

田舎はコンクリートが少なく、車の往来も都会に比べると少ないので、空気がきれいな場合が多いです。空気がきれいなところで花粉症になったとしても重症化することは比較的少ないですが、**都会に住んでいる場合は重症化しやすいのです。**なぜなら、都会の空気は排気ガスなどで非常に汚れているからです。

アレルギーを重症化させやすいアジュバント物質

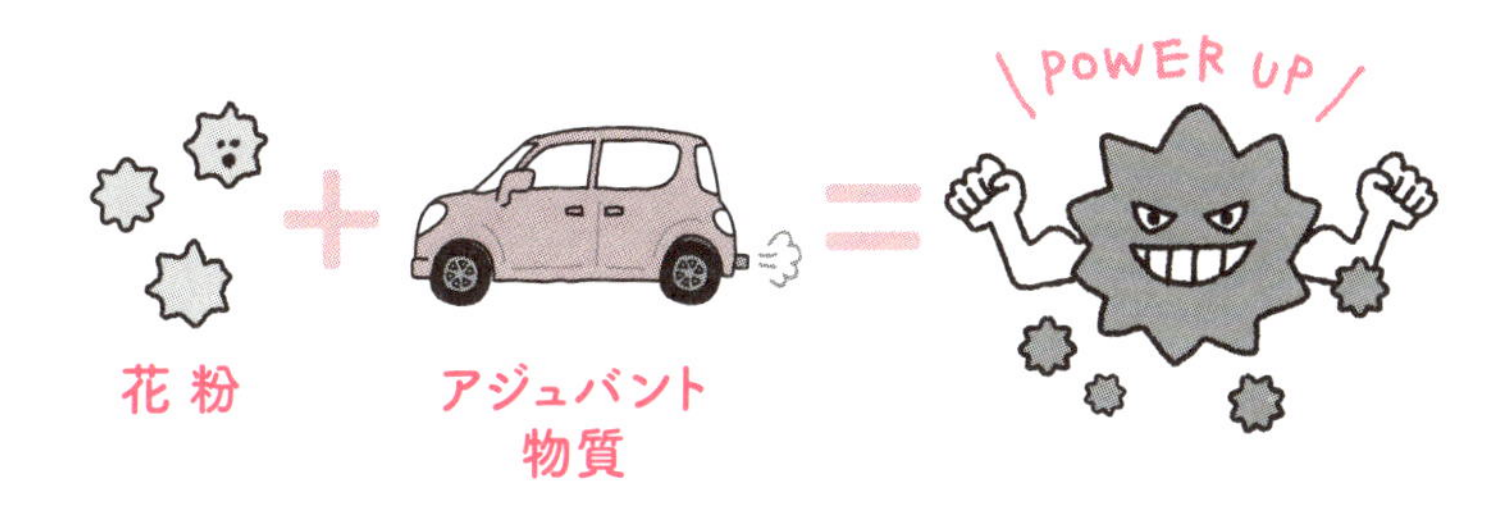

都会の方が重症化しやすくなる原因の一つに、空気中に含まれる**「アジュバント物質」**があります。アジュバント物質とは、免疫反応を促進する物質。排気ガスやＰＭ２・５などがその代表です。**アジュバント物質が付着した花粉は、アレルギーの症状を約2倍も悪化させるといわれています。**

残念ながら、「（スギの木が少ない）都会に住んでいるから軽症」というわけにはいかないのが現実です。

Q 花粉症は日本にしかないものなの？

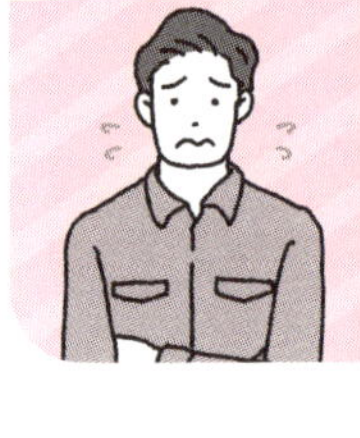

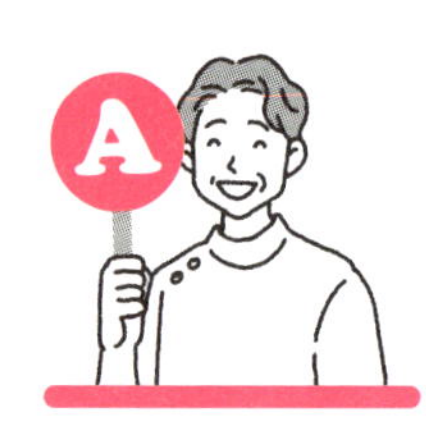

ほかの国にも花粉症はあります。

花粉症はもはや日本人の「国民病」といえます。春になると日本各地で、くしゃみをしたり、マスクやメガネをして花粉を防護している人々の姿を見かけます。では、海外にも花粉症はあるのでしょうか。イメージがないかもしれませんが、**海外でも花粉症はあります**。世界アレルギー機構の報告書によると、13～14歳の子どもの花粉症有病率は世界全体で22・1％でした。地域別に見ると、花粉症の有病率は次のページのとおりです（＊5）。

地域別・花粉症有症率

オセアニア	39.8%
北米	33.3%
アフリカ	29.5%
アジア	23.9%
中南米	23.7%
西欧	21.2%
東地中海	20.1%
インド亜大陸	15.8%
北欧・東欧	12.3%

＊5をもとに作成

昨今の気候変動によって、全世界的に花粉の飛散期間が長期化し、飛散量も増加しているといわれています。日本で多く見受けられるのはスギ花粉症ですが、**地域によって生育する草木が違うので、それぞれの地域で発症する花粉症も異なります。**

たとえばヨーロッパ各地ではイネ科、アメリカではブタクサ、オーストラリアではアカシア、南アフリカはイトスギによる花粉症が問題になっています。ブタクサは二酸化炭素の増加、気温の上昇により花粉生産量を増加させているといわれます。

ちなみに、日本の沖縄にもリュウキュウマツという木があり、2～3月に花粉を飛ばしますが、マツ科の花粉症は症状が軽いのが特徴で、発症する人も多くはありません。

Q 花粉症はどうやってわかるの？

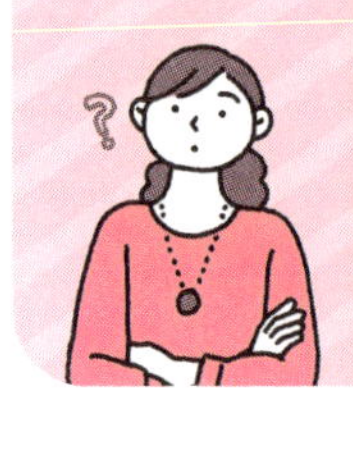

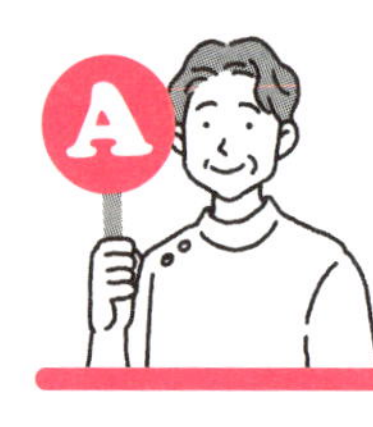

病院で専用のアレルギー検査をすればわかります。

本書を読んでくださっている親御さんが小学生だった頃、耳鼻科健診で鼻の穴を器具で広げられ、鼻の中を見られたことはありませんか？　あれは「鼻鏡（びきょう）」と呼ばれる道具を使って、鼻の粘膜がどうなっているか調べていたのです。

私たち耳鼻咽喉科医は、鼻の中が腫れていたら、「あ、この子は鼻炎だな」と判断します。ただ、その鼻炎が花粉症由来なのかはわかりません。

花粉症かどうかを判断するためには問診（もんしん）して、血液検査、鼻汁中好酸球検査（びじゅうちゅうこうさんきゅうけんさ）、皮膚

反応テストなどをおこないます。

血液検査は採血をし、血液中にあるアレルゲンに対する抗体の量を調べます。花粉症であれば、スギ、ヒノキ、ハンノキ、シラカバ、ブタクサ、ヨモギなどのアレルギーをもっているかどうかがわかります。

鼻水の状態を調べるのは鼻汁中好酸球検査といいます。これは鼻水を採取し、鼻水の中に「好酸球（こうさんきゅう）」というアレルギー反応に関与する白血球（はっけっきゅう）が含まれるかを調べます。

皮膚反応テストはアレルゲンに対する皮膚の反応を調べる検査で、花粉やハウスダスト以外に野菜や果物など食物アレルギーについても調べられます。

自分が何のアレルギーか、鼻水、鼻づまり、くしゃみをしているのは、アレルギーによるものなのか風邪によるものなのかを知るためには、**病院で詳しい検査をしないとわかりません。**

最近、「VIEW39」という採血によるアレルギー検査（対象年齢6歳以上）を実施している病院があります。「VIEW39」では、一度の少量の採血で、39種類のアレルギー物質に対するアレルギー反応を調べることができます（次ページ図参照）。

総合内科や小児科でもアレルギー検査はしてくれますが、花粉症をはじめとするアレルギー性鼻炎に関しては、耳鼻咽喉科の方がより専門的な治療を受けることができます。

繰り返しにはなりますが、花粉症には早めの対処が迫られるので、わが子がくしゃみを1日何回もする、何日も鼻がつまったような声を出す、口を開けて呼吸をしていると思ったら、すぐに検査を受けさせましょう。

VIEW39でわかるアレルギー

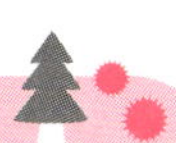

吸入系・その他のアレルゲン19項目

ハウスダスト	ヤケヒョウダニ、ハウスダスト（ダニ、動物のふけなど）	樹木	スギ、ヒノキ、ハンノキ（属）、シラカバ（属）
動物	イヌ皮屑、ネコ皮屑	草木類	ブタクサ、ヨモギ、カモガヤ、オオアワガエリ（チモシー）
昆虫	ガ、ゴキブリ	空中真菌その他	アルテルナリア（スズカビ）、アスペルギルス（コウジカビ）、カンジダ、マラセチア（属）、ラテックス

食物系アレルゲン20項目

卵	卵白、オボムコイド（卵白の中にあるタンパク質）	豆類	大豆、ピーナッツ
乳製品	ミルク	肉類	鶏肉、牛肉、豚肉
穀物類	小麦、ソバ、米	魚類	マグロ、サケ、サバ
甲殻類	エビ、カニ	果物	キウイ、リンゴ、バナナ
		その他	ゴマ

先輩ママ・パパの体験談

思いもよらない
検査結果にびっくり

夏から秋に季節が移る頃、いつも娘は鼻水を垂らすようになりました。季節の変わり目だったため、「風邪かな」と思っていましたが、同じ保育園に通う4歳の男の子が花粉症になったと知り、もしかしてと思い、病院に相談し「VIEW39」というアレルギー検査を受けてみました。その結果、ブタクサ花粉のアレルギーをもっていることがわかりました。しかも、6段階中の6、つまりマックスで陽性であることが判明しました。

自分が発症していないこともあり、花粉症には疎く、春になるとスギの花粉が飛んでいるという情報ぐらいしか知りませんでした。しかし今回の検査結果で、春だけではなく、秋を含め年中（花粉症を発症するおそれのある）花粉が飛んでいる事実をはじめて理解しました。調べてみると、スギやヒノキに次ぐほど、ブタクサ花粉で悩んでいる人は多いみたいで、娘はブタクサ花粉症の治療をスタートしました。

その一方で、「自分が重度の花粉症だから自分の子どもも花粉症では」と、アレルギー検査を受けた知り合いがいたのですが、子どもは花粉症ではなかったそうです。検査を受けてみないと、まったくわからないものですね。

（40代男性・Yさん）

第2章

花粉症にまつわる新・常識

Q 腸内環境が悪化すると花粉症になりやすいってホント？

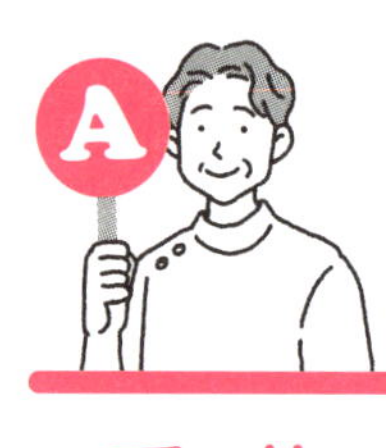

花粉症にかかるリスクが高まったり、重症化するおそれがあります。

昨今、「健康のために腸内環境を整えましょう」とよく聞くようになりました。腸内には外から入ってきたウイルスや細菌、病原体をやっつける免疫細胞があります。**体内の免疫細胞は、その60〜70％が腸内に集まっており、口から入ってきたものが良いものか悪いものかを判断し、悪いと判断したら体内から追い出す役割を果たします。**

つまり、免疫細胞は体を守るために24時間365日パトロールして働いてくれる警察のような存在。免疫細胞が適切に働いてくれると、病気になっても自然に治っていきます。風邪をひいたとき、熱や咳が出るのも、免疫細胞が働き、外から入ってきたウイルスを熱によって弱らせ、咳で外に出そうとするからです。

これまで述べてきたように、花粉症は免疫細胞が過剰に反応し、花粉を異物と判断することでアレルギー反応が生じ、発症します。免疫細胞の多くは腸内に存在するため、**もしなんらかの原因で腸内環境が悪くなると、免疫が正常に働かなくなり、花粉症のリスクが高まると考えられています。**

ではなぜ、腸内環境が乱れてしまうかというと、それは腸内に生息する細菌が大きく関わっています。体を多くの外敵から守ってくれる**免疫細胞の働きに大きな役割を果たすのが腸内細菌です。**

腸内には「善玉菌（ぜんだまきん）」「悪玉菌（あくだまきん）」「日和見菌（ひよりみきん）」の3つに分類される細菌が住んでおり、それらをまとめて腸内細菌と呼びます。

まず、**免疫細胞が機能するために必要なのが善玉菌です**。善玉菌はとても優秀で、腸内環境を良くするために欠かせない細菌です。悪玉菌の侵入や増殖を防いで、腸の運動を促すことでお腹の調子を整えてくれます。

一方、免疫細胞の働きを悪くし、病気を引き起こす原因となるのが悪玉菌です。悪玉菌がたくさんいると、腸内が腐敗し、便秘や下痢などのトラブルを起こします（とはいえ、タンパク質を分解する働きがあるため、排泄するにあたり一定数は必要な存在でもあります）。

そのほかには、善玉菌でも悪玉菌のどちらでもない日和見菌がいます。日和見菌はどちらか優勢な方に味方をします。善玉菌が多い場合は善玉菌の味方、悪玉菌が多い場合は悪玉菌の味方をします。

理想的な腸内環境は善玉菌が多い状態です。善玉菌が多いと便通が良くなり、体が元気になり、肌もツルツルして、花粉症の症状も和らぎます。

ところがこのバランスが崩れ、悪玉菌の方が多くなると腸内環境が悪化し、免疫が異常をきたします。そうすると体の抵抗力が下がるので、さまざまな病気を引き起こ

僕は勝ちそうな方に
味方するよ
悪玉菌に
負けるなー！
腸のトラブルを
起こしてやる！

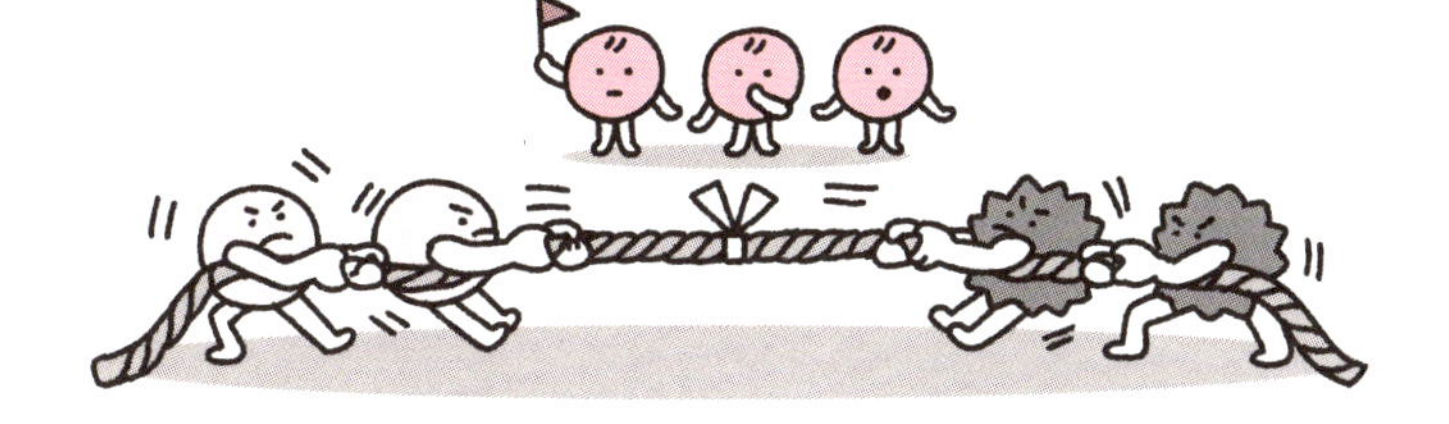

します。

花粉症などのアレルギーをはじめ、大腸がん、動脈硬化、糖尿病なども、腸内環境が悪化し、悪玉菌が多くなったことで起こることもある病気です。**さらに、腸内環境の悪化は、引き起こされた花粉症を重症化させるとみられています。**

花粉症を含むあらゆる病気にかからないためにも、善玉菌が多くいて、免疫細胞が正常な働きをできるような腸内環境を整えることが大事になってくるのです。

Q 花粉症に良くない食べ物はある？

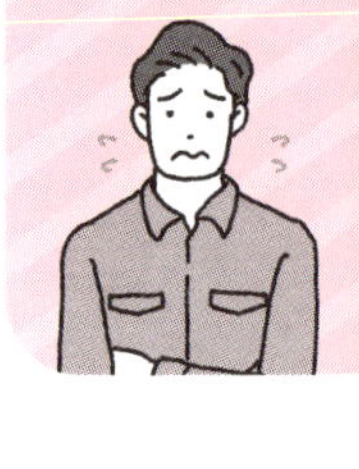

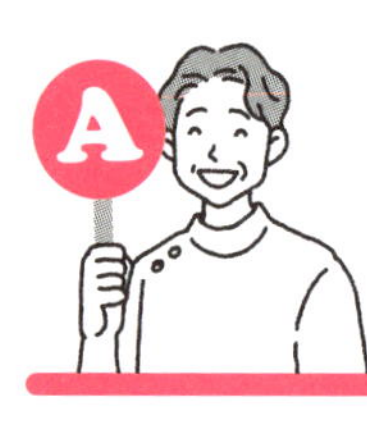

偏った食生活と口腔アレルギー症候群に気をつけましょう。

腸内環境が悪化する原因には、ストレス、加齢などがあげられますが、**脂っこい食事や野菜不足も腸内環境を悪化させるとされています。**

腸内環境を乱す食べ物の代表例が、トランス脂肪酸が多く含まれているジャンクフードです。ポテトチップス、ポテトフライ、ハンバーガー、フライドチキンなどは高脂質の上、塩分も多く、食べ過ぎると花粉症になりやすいだけでなく、肥満になるなど体に悪影響を及ぼします。

当たり前かもしれませんが、栄養バランスのとれた食生活を送ることが何よりも大事になります。

そのほかに、**花粉症の人が食べると、ほかのアレルギーを引き起こすおそれがある食べ物もあります**。

ビタミン、ミネラル、食物繊維が豊富で栄養価も高い野菜や果物ですが、意外にも花粉症にとって良くないものがあります。その一つが**トマト**です。

スギやヒノキの花粉症の人がトマトを食べると、唇が腫れたり、口の中がピリピリしたり、のどがイガイガしたりすることがあります。これを「**口腔アレルギー症候群**」といい、スギやヒノキに含まれるタンパク質と、トマトに含まれるタンパク質が似ているために起こる症状です。

ただし、口腔アレルギー症候群を引き起こすタンパク質は熱に弱く、加熱すると症状が出ないこともあります。ただ、100％出ないわけではないので、**少しでも気になる症状が出たら、子どもにトマトを食べさせるのは控えましょう**。

次に、気をつけなければならないのは夏においしいメロンやスイカです。スイカは水分が多くカリウムが含まれるため水分補給に適しており、メロンもカリウムのほか、ビタミンC、葉酸など体に良い栄養素が含まれた食品ですが、カモガヤやイネ科の植物の花粉症がある場合は、口腔アレルギー症候群を起こすことがあります。

なお、ハンノキの花粉症がある人は、リンゴ、モモ、ナシ、キウイ、メロン、スイカなどで、シラカバの花粉症の人はリンゴ、モモ、サクランボ、ヨモギとブタクサの花粉症の人はメロン、スイカ、セロリなどで、口腔アレルギー症候群が起こることがあります。

これらの食品を食べさせるときは、食後に「口がヒリヒリしたりしない？」と子どもに聞きましょう。ヒリヒリするようだったら、すぐに耳鼻咽喉科に相談してください。

花粉症の種類別・気をつけたい食べ物

花粉症	口腔アレルギー症候群が出るおそれのある主な食べ物
スギ ヒノキ	トマト
カモガヤなどの イネ科	トマト、メロン、 スイカ、オレンジ
ハンノキ	リンゴ、モモ、 ナシ、キウイ
シラカバ	リンゴ、モモ、 サクランボ
ヨモギ ブタクサ	メロン、 スイカ、セロリ

Q 花粉症は遺伝が関係しているの？

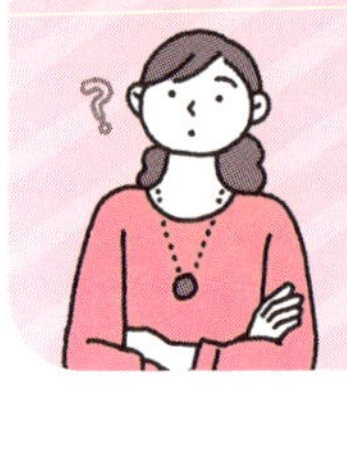

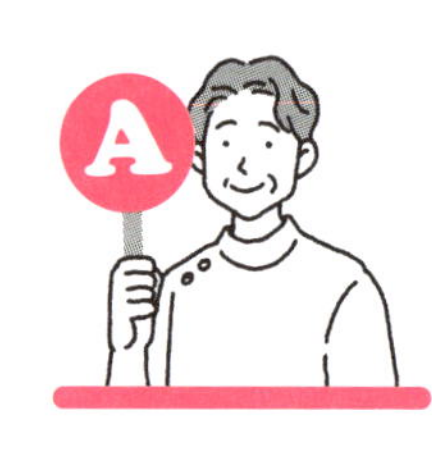

100%ないとはいい切れません。

まだ子どもが発症していなくとも、「自分が花粉症だから子どもも花粉症なのではないか」と不安な方も多いかと思います。とはいえ、父親や母親が花粉症だからといって、必ずしも子どもが花粉症になるとは限りません。

ただ、両親のどちらかがアレルギー体質だと、子どももアレルギー物質に反応しやすくなります。そのため、**両親のどちらかが花粉症の場合は、子どもも花粉症になりやすい可能性があります。**

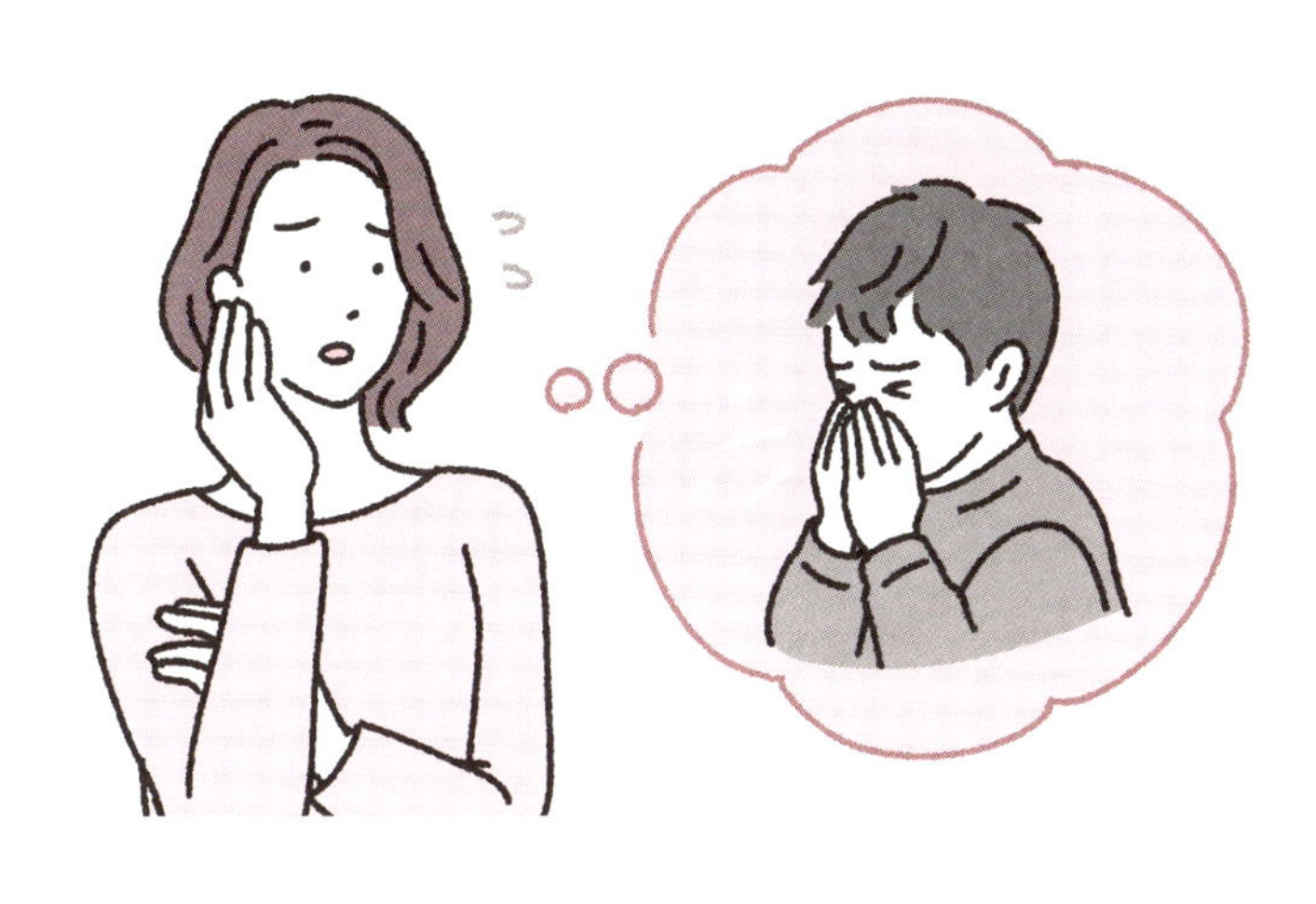

その一方で、両親が花粉症でなくとも、子どもが花粉症になるケースが多々あります。

「自分が花粉症でないから、子どもも大丈夫」とは思わずに、疑わしき症状が出たら耳鼻咽喉科にかかってほしいと思います。

また、ここまで述べてきたように花粉症の発症や重症化には、遺伝以外に食生活や住環境が大きく関係してきます。まずは、できることから改善していくのが現実的な策になるでしょう。

Q 花粉症になりやすい人となりにくい人はいるの？

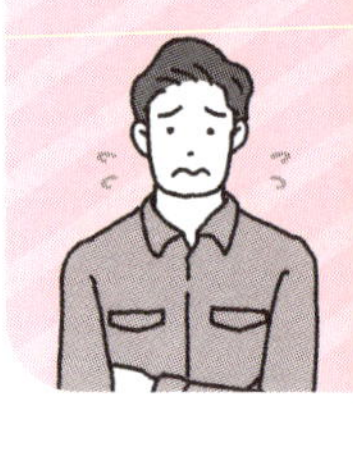

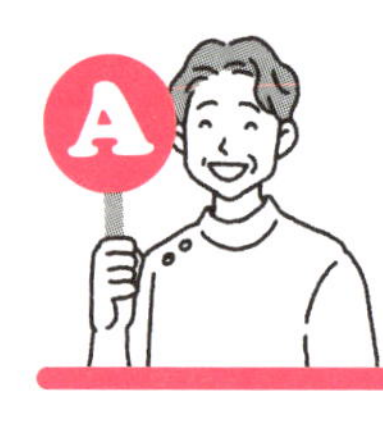

生活環境によって、なりやすくなる子どもも。

具体的にどんな人が花粉症になりやすいかという部分までは、現在のところわかっていないのですが、花粉症は誰でもかかりうる病気であるということはいえるでしょう。

ただ、**花粉症には生活環境が大きく関係しています**。たとえば、42ページで触れたようにコンクリートの多い街に住んでいることで発症・重症化しやすくなりますし、生活習慣が乱れて免疫機能が低下している子どもも花粉症になりやすいと考えられます。

また、**排気ガスを多く吸うと花粉症になりやすいと考えられています。**排気ガスを吸うと鼻の粘膜が過敏になります。そうすると、鼻の中に入ってきたスギ花粉に免疫細胞が反応するため、排気ガスは間接的に花粉症を引き起こすともいわれます。

さらに、ここまで述べてきたように、食生活によって花粉症を発症させたり、悪化させたりすることもあります。インスタントラーメンや菓子類などを頻繁に食べることで腸内環境が悪化してしまうからです。

そのほか、ストレスや不規則な生活も腸内環境を悪化させ、花粉症になりやすい体質をつくる可能性があります。

生活環境が、花粉症の発症や悪化と関係しているということは、逆にいえば、**後天的な要素が大きく影響するため、花粉症対策はいくらでもやりようがあるのです。**

Q 花粉症になるとうつ病になりやすい？

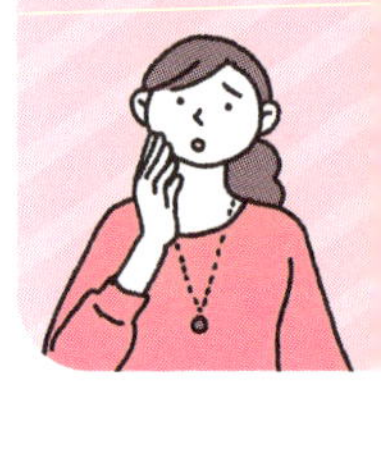

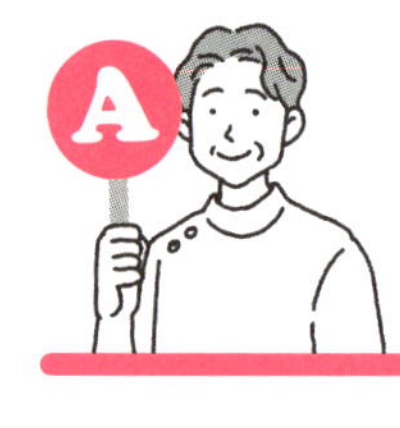

可能性は大いにあります。

花粉が直接的にうつ病を引き起こすかどうかは明らかになっていません。ただ、「花粉症の人はうつ病になりやすい」ということが指摘され始めています。

一般的に、うつ病は大人がなるイメージですが、子どもがうつ病を発症することもあります。ある調査によると、実は小学生のうち約7・8％が、中学生になると約22・8％が抑うつ傾向（抑うつが長く続くとうつ病になる）にあるとされています（＊6）。**もし、花粉症の症状がつらく熟睡できないと、気持ちが落ち込みやすくなるため、**

うつ病になるおそれがあります。実際、1日に4時間半しか眠らない睡眠不足が5日以上続くと、不安や混乱、抑うつ傾向が高まることが明らかになっています（＊7）。

ちなみに、これは「花粉症が原因でうつ病を引き起こす」こととは別の話ですが、腸内環境の悪化はうつ病の発症と関連していると見られています。さらに、ここまで述べてきたように、腸内環境の悪化は花粉症を引き起こす一因にもなるとも考えられているため、**花粉症患者があわせてうつ病になっているケースが推測されます**。

実際に、うつ病の患者の腸内細菌を調べると、「乳酸菌（にゅうさんきん）やビフィズス菌などの善玉菌が少ない」という報告もあります（＊8）。

なぜ、腸内環境が悪くなればうつ病になりやすいかというと、**腸と脳に密接な関係があるからです**。セロトニンという脳から分泌（ぶんぴつ）されるリラックスホルモンは、別名「幸せホルモン」と呼ばれ、分泌されると幸福感が得られます。そのセロトニンは、腸から送られてきた材料（トリプトファン）をもとにしてつくられています。

しかし、腸内環境にトラブルが起これば、幸せホルモンであるセロトニンの生成がうまくいかなくなり、うつ病になりやすくなるのではないかと考えられているのです。

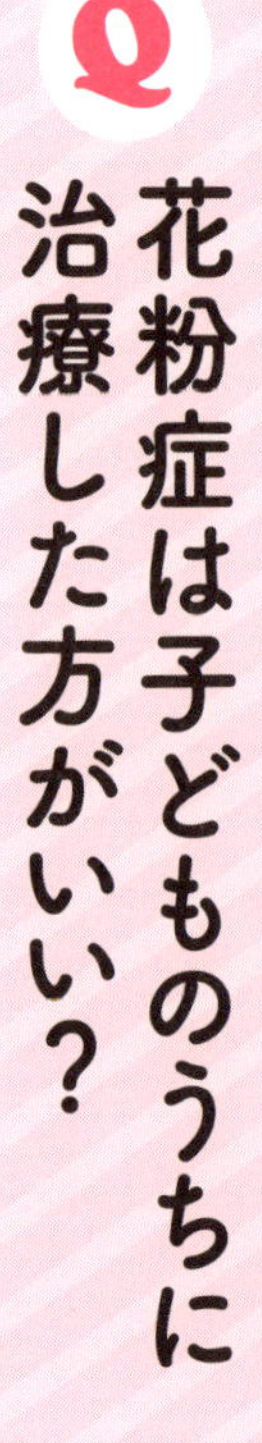

Q 花粉症は子どものうちに治療した方がいい？

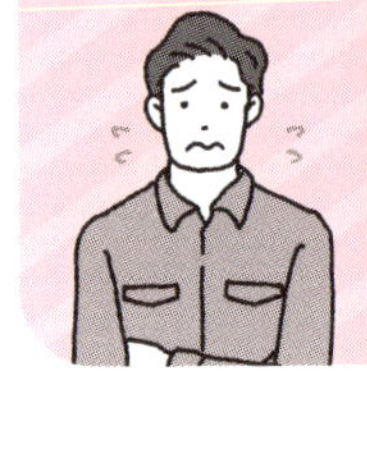

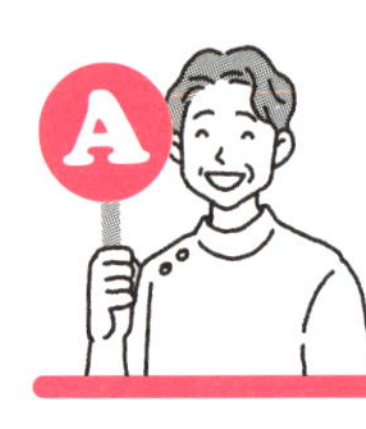

A 症状が初期であれば早く治せることも見込めるので、早期治療が重要です。

たびたび繰り返して恐縮ですが、わが子を見ていて「花粉症にかかっているかな？」と思ったら、すぐにでも近くの耳鼻咽喉科を受診してください。というのも、小さいうちから花粉を大量に吸っていると花粉症が重症化するからです。

花粉症は軽症時であれば、くしゃみや鼻水が出ることも少なく、鼻づまりもあまり起こらないので、日常生活に大きな支障をきたすことはありません。**軽症のうちに治療しておけば、治療期間も短く済みます。**

ところが、重症化すると頻繁にくしゃみをし、一日中鼻がつまっている状態になります。**花粉症で死ぬことはありませんが、生活の質は確実に下がります。**

一日中鼻がつまっていると、呼吸がうまくできないようになり、頭がぼーっとしてしまい、勉強にも身が入りません。小学生は人生に必要なことをたくさん学ぶ時期ですし、鼻づまりで頭がぼーっとしていたら、遊びやスポーツも楽しめません。

また、鼻づまりによって口呼吸をするようになると、多くの悪影響をもたらします。**口から細菌が入ることによって、のどにある扁桃（腺）に炎症が起きやすく、それがさまざまな病気を引き起こすことになります。**

そのうえ、口を開けっぱなしにすると口の中が乾燥します。口の中が乾燥すると唾液の分泌量が減ります。唾液には殺菌作用があるため、分泌量が減ると感染症のリスクが高まるのです。また、虫歯や歯周病にもなりやすく、口に締まりがなくなることで、歯並びも悪くなり、将来の顔立ちにも影響を及ぼすことになります。

何よりも長い間、鼻がつまって苦しい状況が続くのはかわいそうです。今すぐにでも治療を受けさせてあげましょう。

Q 花粉症は治すことができるってホント？

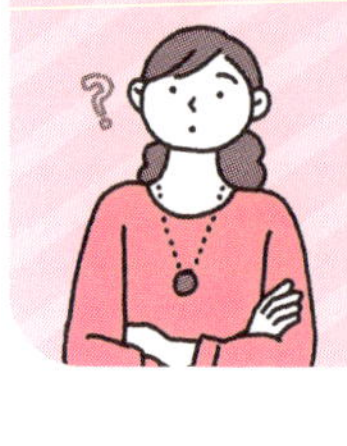

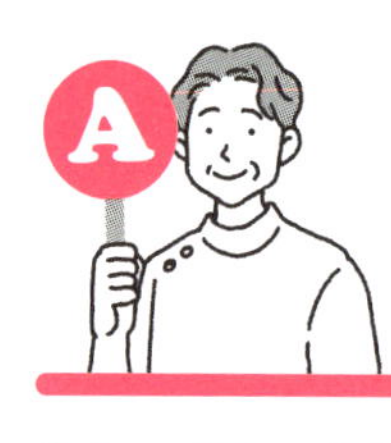

効果に個人差はありますが、保険適用内で根治を期待できる治療法があります。

花粉症は体質のようなもので、一度、発症してしまったら治らないと思われているかもしれません。

しかし実は、効果に個人差はありますが、花粉症は治せます。

たしかに、花粉症は体質によるものですが、その体質を根本から変えていけばいいのです。その体質改善で最も期待できるのが「**舌下免疫療法**」です。これはスギ花粉症と通年性アレルギー性鼻炎に効果があり、体質を根本から変えることでアレルギー

両輪で早くラクに治そう

舌下
免疫療法

薬物療法、
レーザー治療
…etc.

目先の症状をおさえつつ、長期的に体質も改善させていく

症状を和らげます。

　舌下免疫療法をしっかりとおこなうと、個人差はあるものの症状がほとんど出なくなります。しかも、5歳から受けられ、保険も適用されるので、親御さんの負担も少なくて済みます。**それと併用して、ほかの花粉症治療も受ければ、早くラクになります**。詳しくは第5章で紹介するので、ぜひチェックしてみてください。

先輩ママ・パパの体験談

花粉症が理由で いじめられていたわが子

2年前、当時小学3年生だったうちの息子は花粉症にとても苦しんでおり、毎年春になると目が真っ赤になり、くしゃみや鼻水が止まらないといった感じでした。学校でも症状はひどかったようで、クラスメイトたちに「うつるからこっちくんな」といわれていたことが、担任の先生との二者面談でわかりました。小さいうちは、できるだけ薬を飲ませたくなかったこともありますが、どこか「子どもだから……」と考え、花粉症治療に本格的に取り組んではいませんでした（子どもが帰宅した際に着ていた服を手で払うくらいでした）。

しかし、花粉症が原因でわが子がいじめられていることを知った私は「これはいけない」と思い、治療をすることにしました。病院に相談すると、最近は副作用が少ない薬が多くあるようで、点眼薬と内服薬を処方されました。すぐに症状が収まることはありませんでしたが、内服薬を飲み始めて3週間くらいすると、家庭でのくしゃみの回数も明らかに減少し、学校でバカにされることもなくなったといいます。それから2年が経ち、今では症状がだいぶ軽くなりました。「たかが花粉症」と見くびっていた自分が恥ずかしく、もう少し早くに取り組んでおくべきだったと痛感しています。

（40代女性・Nさん）

第3章

今日から
できる！
花粉症対策

Q 外出時はマスクを必ずつけた方がいい？

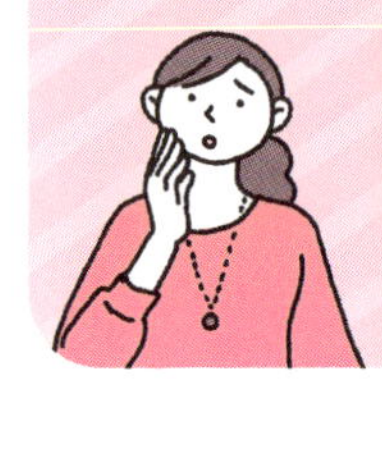

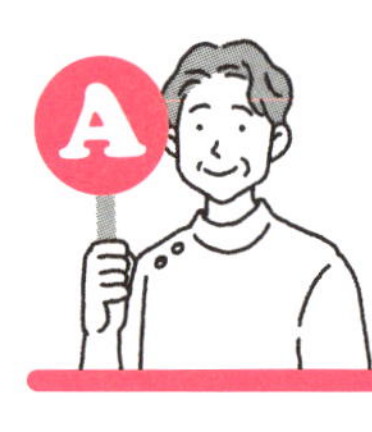

A 花粉症を予防・緩和するためにも、シーズン中はつけましょう。

2020年に新型コロナウイルスが流行したとき、皆さんが感染症対策をしたおかげで、インフルエンザや風邪をひく人が少なかったといわれましたが、それと同時に、**コロナ禍以前より花粉症の症状が軽くなった人が増加したという調査もあります**。「在宅時間が週に40時間以上増えた人」のうち、「症状が軽くなった」と回答した人が約半数だったのに対し、症状が重くなった人はわずか1・4％だったといいます（＊9）。

これがなぜかというと、屋外の花粉に接する機会が減ったのはもちろんですが、**手**

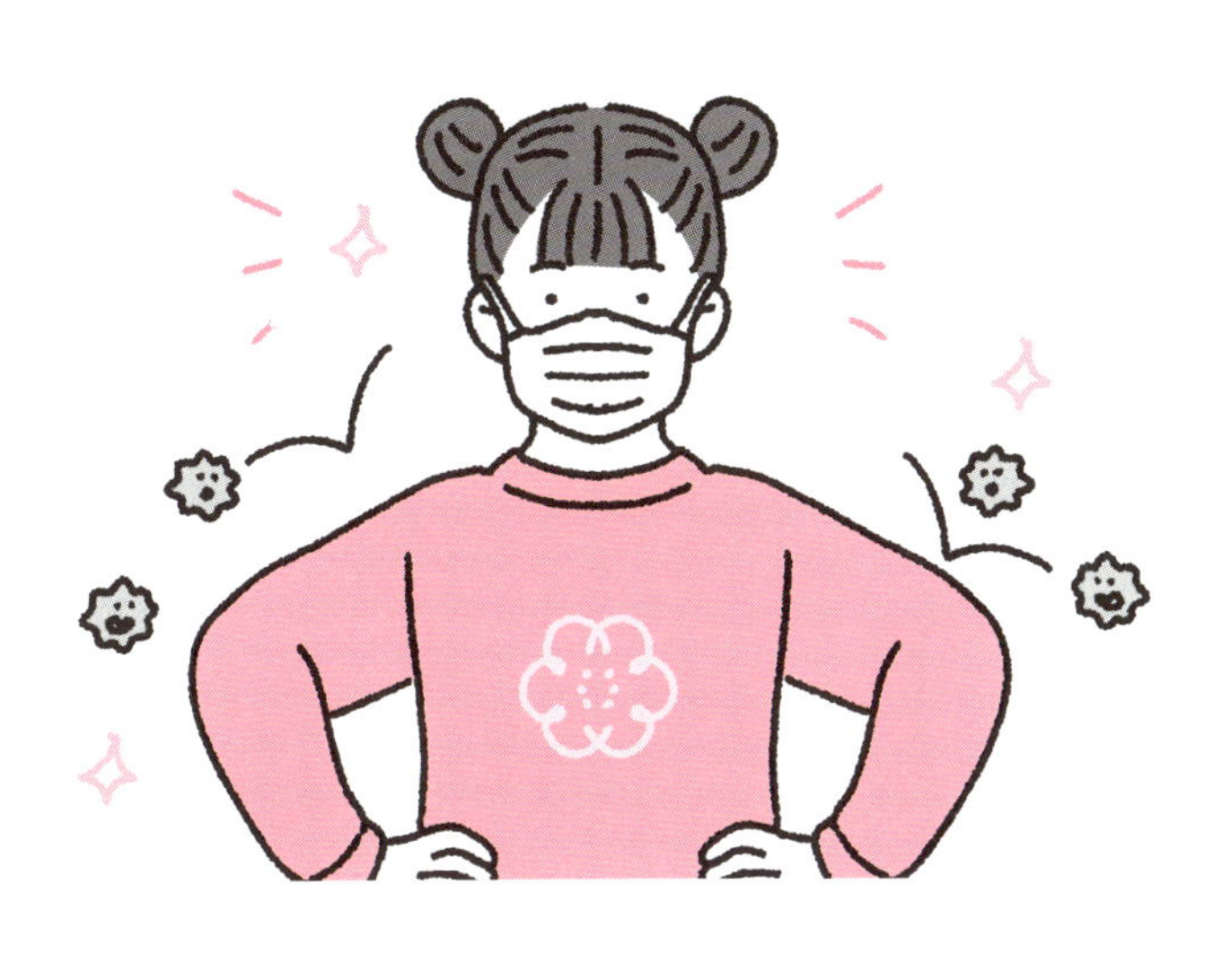

洗い、うがい、マスクの着用の徹底により、結果、花粉の付着や吸い込むことが減ったからとも推測されます。

今や当たり前かもしれませんが、花粉症対策としてまず大事なのは、マスクの着用です。花粉の飛散が多いときにマスクをすると、吸い込む花粉を減らすことができます。吸い込む花粉が少なければ、鼻水、くしゃみなどの症状を軽減する効果が期待できます。

さらに、花粉症をまだ発症していなくとも、マスクをつけ、**花粉を吸い込む量を減らし、花粉症の発症リスクを軽減することもできます。**

Q どんなマスクをつけたらいい？

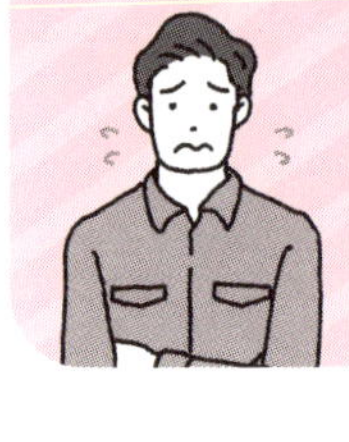

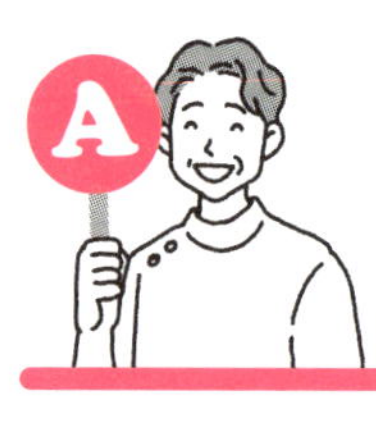

不織布マスクが理想です。

薬局やドラッグストアに行けば、いろいろな種類のマスクが売られています。その中でも、**「不織布マスク」をオススメします**。不織布マスクは花粉の粒子をよりキャッチし、**吸い込む花粉量を布マスクの3分の1程度におさえられるといわれています**。

一方、布マスクはガーゼ生地でつくられていることが多く、洗って繰り返し使うことはできますが、**通気性が良い分、花粉をあまりキャッチすることができず、多くを通過させてしまうおそれがあります**。肌のかぶれを気にして、布マスクを選ぶ人もい

マスクのサイズの正しい測り方

（＊10）をもとに作成

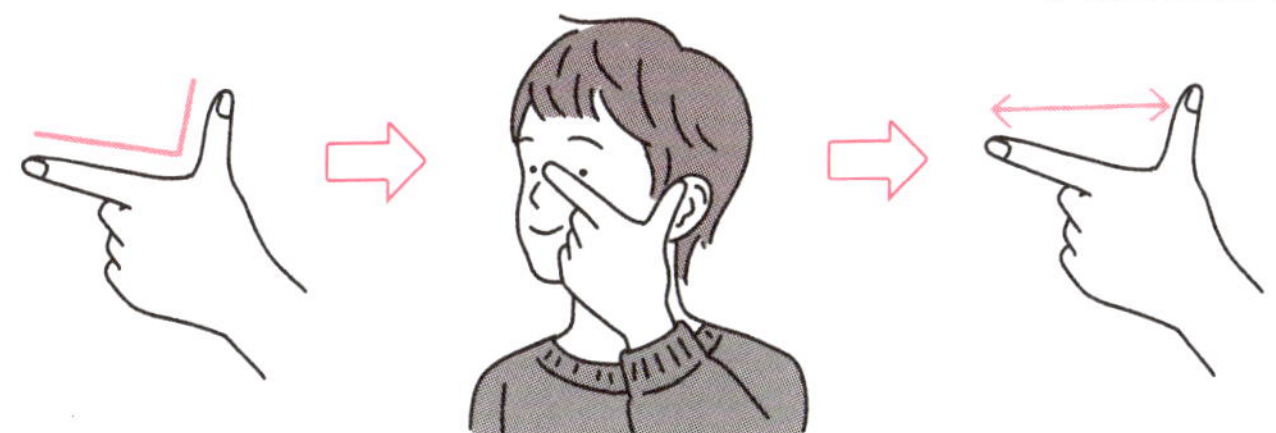

親指と人差し指でL字形をつくる

L字形にした状態で、耳の付け根の一番高いところに親指の先端を当て、鼻の付け根から1㎝下のところに人差し指の先端を当てる

親指から人差し指までの長さを測れば、それがサイズの目安に

測った長さが……
- 9〜11㎝→子ども用サイズがオススメ
- 10.5〜12.5㎝→小さめサイズがオススメ
- 12〜14.5㎝→ふつうサイズがオススメ
- 14㎝以上→大きめサイズがオススメ

ますが、最近は敏感肌用の不織布マスクも販売されています。

また、マスクのサイズ選びも重要です。大きすぎるマスクは、顔とマスクの間にすき間ができて、花粉やほこりが侵入してしまい、せっかくマスクをつけても効果が半減してしまいます。一方、小さすぎるマスクは肌がこすれて、肌荒れを起こします。自分に合ったマスクの選び方は上の図のとおりです。

子どもだからといって、必ずしも子ども用マスクが良いというわけではありません。マスクをつけて子どもが痛がったり、つけた後に肌が荒れている場合は、使っているマスクを見直しましょう。

Q 外出するときはどんな服装がいいの？

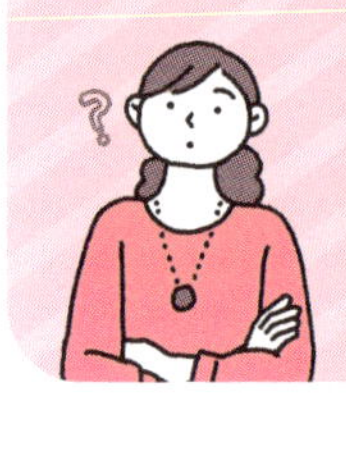

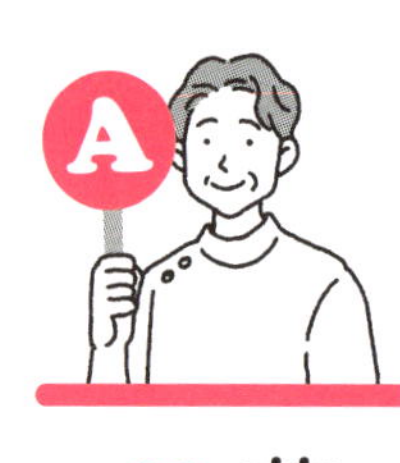

花粉がつきにくいツルツルした素材の服がベスト。

花粉の飛散量が多いシーズンは2～3月ですが、そのころはおそらくダウンジャケットやコートなどを着ていることが多いかと思います。**花粉は表面がツルツルした素材には付着しにくく、仮に花粉がついたとしても簡単に払い落とすことができます。**したがって、外出時の上着はポリエステルやナイロン製で、はっ水加工がされているものがオススメです。

逆に、花粉が付着しやすいのがウール製品や起毛のフリースです。フリースは安価で軽く、防寒着として愛用している人が多いかもしれませんが、フリースの素材は起毛しているため、花粉がつきやすくなります。しかも起毛した部分に花粉が絡んでしまい、洗濯して洗い流さないとなかなかとれません。**外出着として選ぶのは避けた方がいいでしょう。**

最近は静電気を予防し、花粉やウイルスの付着を防ぐスプレーもドラッグストアやECサイトで販売されています。そういったものをアウターにスプレーしておくだけでも花粉の付着は減らせるでしょう。顔に使えるスプレーは目、鼻、口といった粘膜から花粉が入ってくるのを防ぐことが期待でき、マスクの着用が苦手な子どもにも非常にオススメです。

また、花粉を浴びるのを防ぐために、帽子や日傘の利用もオススメです。帽子はツバの広いものが理想ですが、学校指定で決まっているものがあればそちらでもかまいません。学校指定の帽子がツバの狭いものであれば、子どもに日傘を持たせてあげると良いかと思います。

日傘は紫外線などの日除けに使うイメージですが、それ以外にも顔や体に花粉がつくのを大幅にカットしてくれます。最近は男性も日傘を使う傾向にありますし、子ども用の日傘も販売されています。晴雨兼用のものも売られているので、一つもっておくと便利かと思います。

春が過ぎても、夏には日除けや熱中症予防にもなるので、子どものうちから日傘をさす習慣を身につけておくのもいいでしょう。

花粉のひどい時期には、鼻の入り口付近にワセリンや軟膏を塗ることも良いでしょう。ワセリンや軟膏が膜となって、鼻の粘膜に花粉などが付着するのを防ぎ、花粉の症状が和らぎます。

花粉シーズンに外出するときのオススメの服装

花粉の付着を防ぐスプレーをかけるとなお良し！

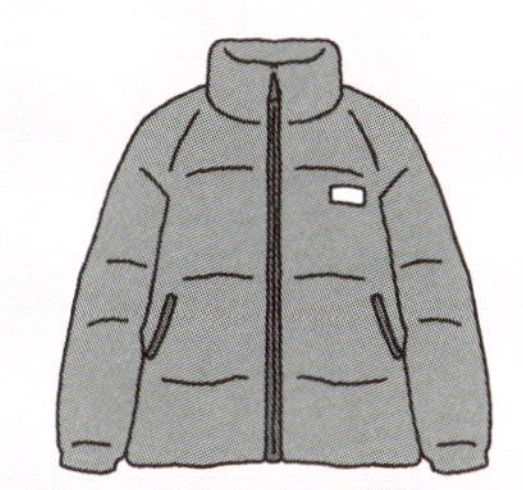

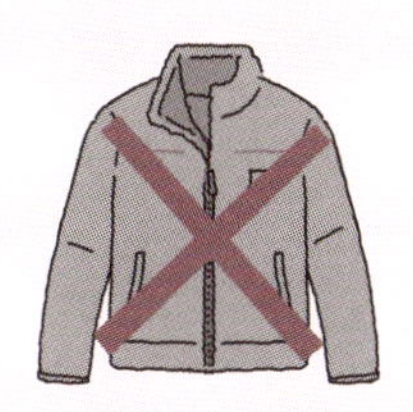

ウール製品や起毛のフリースは花粉がつきやすいからNG

ポリエステルやナイロンのダウンやコート

帽子はツバが広いもの。日傘は晴雨兼用のものがオススメ

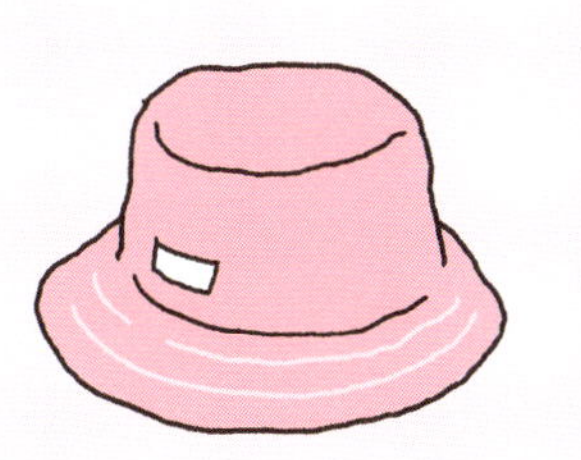

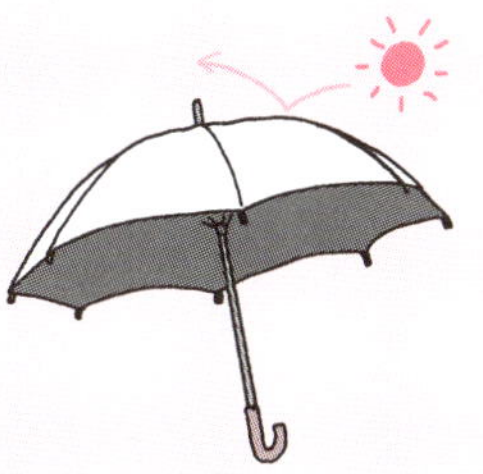

帽子や日傘をもっていく

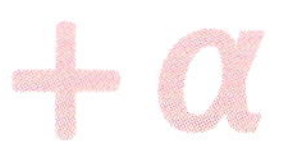

鼻の入り口付近にワセリンや軟膏を塗ると、さらに花粉を防げる！

Q 花粉をカットするメガネの効果は？

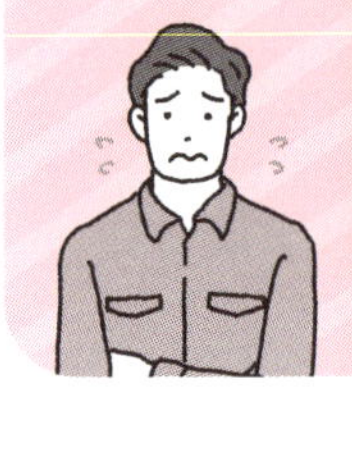

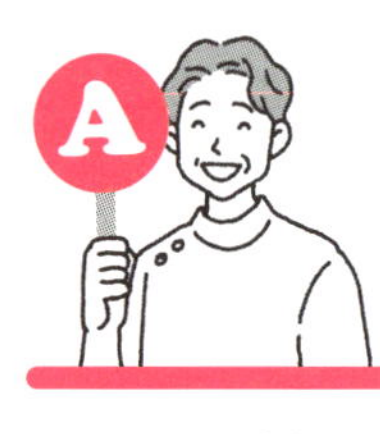

花粉症だけでなく、疲労予防にもなります。

花粉が飛散するシーズンになると、子どもがかゆそうに目をこすっていることはありませんか？

花粉が目に入るとかゆみや異物感、充血、涙が出るなどの症状が出ます。それを解消しようとして無意識に目をこすってしまうのですが、目をこする行為は目の角膜を傷つけ、充血や結膜下出血、結膜浮腫などさまざまな目のトラブルを引き起こします。

それらの予防のためにも、登下校時だけでもメガネをかけることをオススメします。

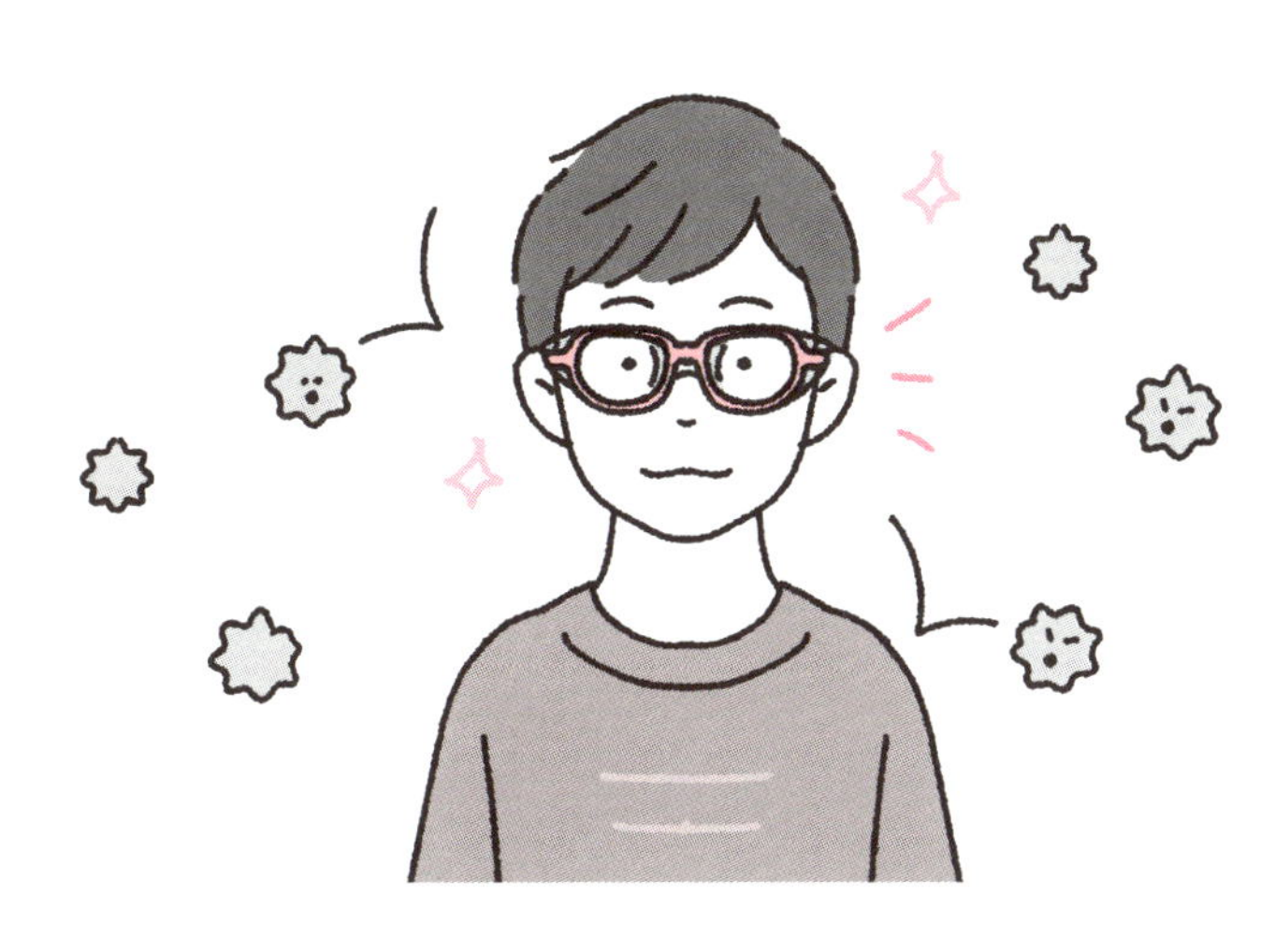

メガネは花粉だけでなく、ほこりなどが目に入るのを防いでくれます。

メガネは花粉を最大99％カットするものが販売されていますが、できれば紫外線もカットするものを選ぶと良いかと思います。夏以外の季節でも、紫外線は降り注いでいます。紫外線は肌だけでなく、目にも影響を及ぼします。目から紫外線を吸収すると疲労の原因にもなるので、メガネで花粉症とともに紫外線対策をすると良いでしょう。

子ども用の花粉症メガネは各メガネメーカーから販売されています。ぜひチェックしてみてください。

Q 外から帰ってきたらすぐやることは何？

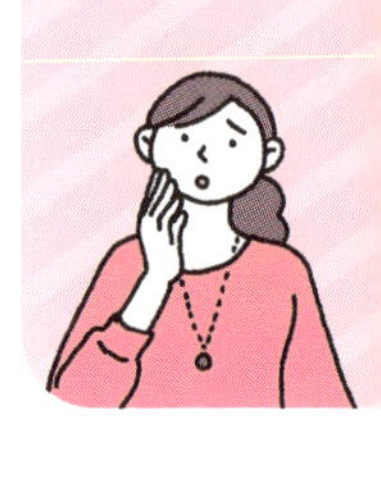

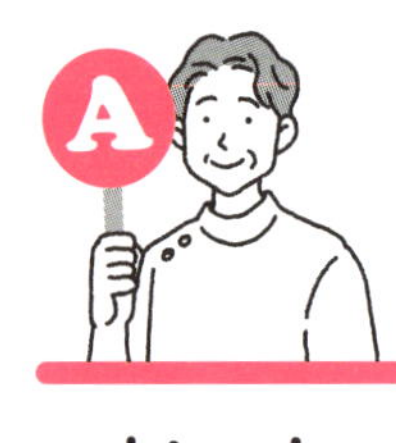

まず洋服についた花粉を払いましょう。

外に出ると、どうしても洋服や帽子、マスクに花粉がつきます。それを家に持ち込むと、家の中でも花粉を吸い続けることになります。

まず子どもが玄関に入ったら、上着と帽子を脱がせて**粘着タイプの衣服用クリーナーで、表面についた花粉を取り除きましょう**。手でささっと払うだけで済ませる方もいるかもしれませんが、**それだけでは、花粉を取り切ることはできません**。しかも、手で払うと花粉が舞い上がり、それを子どもが鼻や口から吸ってしまう可能性があります。

一方、**粘着タイプの衣服用クリーナーを使うと、衣服についた花粉の多くを除去できますし、花粉が舞い上がるのもおさえられます**。

子どもが小さいうちは、親御さんが服についた花粉を取り除いてあげても良いですが、小学校中学年以上になったら自分でできるように、やり方を教えてあげると良いかと思います。

粘着タイプの衣服用クリーナーはホームセンターやECサイトでも手に入ります。値段も500〜1000円ぐらいと手頃ですし、100円ショップでは持ち運びができるものも販売されているようです。一家に一つは常備しておくと良いでしょう。

このとき、ランドセルやカバンの表面の花粉を取り除くことも忘れないでおきましょう。ランドセルは粘着タイプの衣服用クリーナーでは粘着度が強すぎて、ペタペタとくっつきすぎて作業しにくいかもしれませんので、こちらは**乾いた布で軽く表面を拭く程度にしましょう**。

ランドセルは皮革製で、比較的花粉がつきにくい素材なので、布で拭う程度で十分にとれます。

上着と帽子は、できれば玄関に収納スペースをつくって、そこにかけておくのが理想です。玄関用の収納ラックはECサイトでも販売されており、コンパクトな商品も多く、玄関のスペースをふさがないものもあります。

玄関に収納ラックを置くスペースがなければ、とにかく丁寧に時間をかけて、衣服用の粘着クリーナーで衣服の表面の花粉を取り除きましょう。

くわえて、**玄関にゴミ箱を置き、そこに使用済みのマスクなどを捨てることも大事です。**これらは少し面倒ですが、とにかく家の中に花粉を持ち込まないことを徹底しましょう。

子どもが帰宅してまずやること

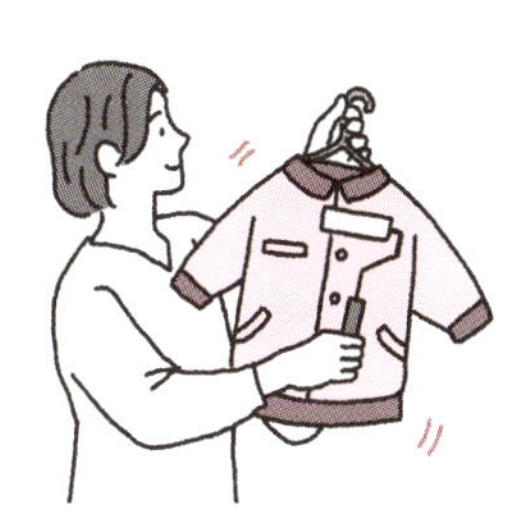

1 粘着タイプの
衣服用クリーナー
で**花粉を取り除く**

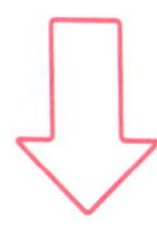

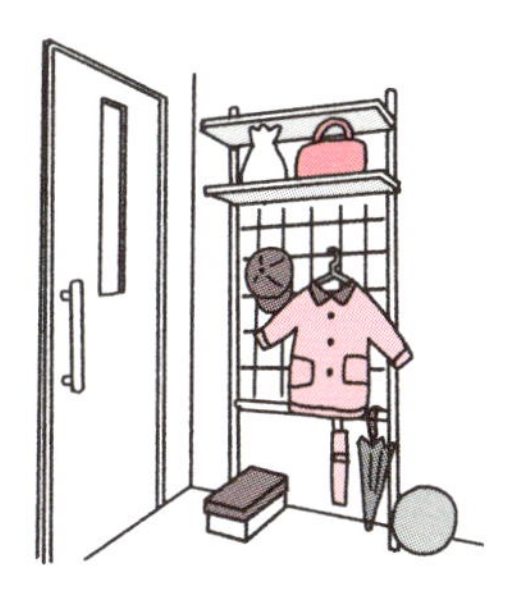

2 玄関の収納ラック
に**帽子と上着を**
かける

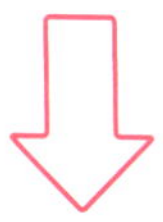

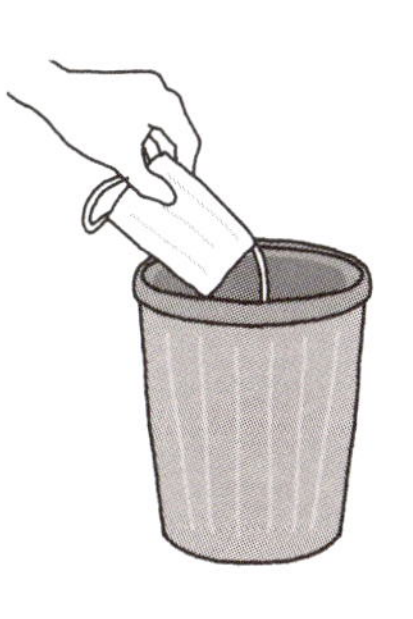

3 玄関のゴミ箱に
使用済みの
マスクを捨てる

Q 帰宅後、服についている花粉をとること以外に大事なことは？

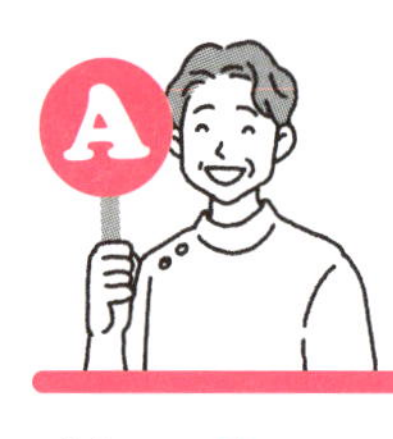

A しっかり手洗い、うがい、洗顔をすることが花粉症対策にもなります。

花粉症対策でマスクやメガネをつけていたとしても、残念ながら手や口の中、顔に花粉はついています。ですから、**家に帰って服についた花粉をとった後は、手洗い・うがいをさせましょう**。手は指の間や指先、手首まで丁寧に洗います。

うがいは、まず口の中に水を含んで、約15秒口の中でブクブクと洗浄し吐き出します。これは口の中に残った花粉を落とすためです。次に水を含んで上を向き、ガラガラと約15秒うがいをし、吐き出します。ガラガラうがいは2回おこなってもらいましょう。

手洗い・うがいが終わったら、最後に洗顔をさせましょう。せっかく手や口内をきれいに洗ったとしても、**顔に花粉がついたままであれば、そこから鼻や口に花粉が入ってしまうのです**。

洗顔で使う水は熱すぎても、冷たすぎても子どもの皮膚に負担となるので、ぬるま湯でざっと顔を洗います。36〜37度ぐらいがベストです。

なお、お湯で洗うだけでも花粉は十分に落ちますが、皮脂汚れが気になるなら洗顔用石鹸(せっけん)を使っても良いでしょう。逆さにしても落ちないぐらい濃密な泡を立てるのが理想で、肌を包むようにして洗います。**このとき決してこすらないことが大事です**。肌に刺激を与えることになり、肌荒れの原因となります。

子どもは洗顔料を泡立てるのが苦手かもしれませんので、プッシュするだけで濃密な泡が出てくるタイプを使ってもかまいません。メガネをかけている場合はメガネも水道水で洗い、花粉を落とすと良いかと思います。

洗顔後は保湿も必要です。「子どもに化粧水？」と思われるかもしれませんが、春・秋と、花粉が多く飛散する時期は乾燥する季節でもあります。乾燥によって、肌の角質層がはがれ落ち、皮膚のバリアが低下すると、外からの刺激をダイレクトに受けるようになります。そうすると肌が花粉の影響を受けやすくなり、肌荒れの原因にもなります。

子どもに保湿までしてあげるのは、なかなか大変かと思います。なので、乾燥する季節だけでも、スキンケアの習慣を取り入れさせると良いと思います。**化粧水は低刺激で、アルコールを使っていない敏感肌用のものを選びましょう**。使用量は惜しまずたっぷりと。乳液やクリームを使うとより保湿性が高まります。

また、帰宅した際にすべき行動として**一番のオススメは、子どもが帰宅して服を脱いだらお風呂場に直行させ、シャワーを浴びてもらうこと**。顔だけではなく、髪についた花粉も同時に落とすことができるので効果てきめんです。

子どもが帰宅してすることの流れ

1 服についた花粉をとる

2 手洗い

指の間、指先、手首も洗うように。

3 うがい

ブクブクうがい→ガラガラうがい×2の順番で。

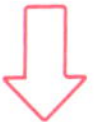

4 洗顔

冷たい水ではなくぬるま湯で。メガネも洗わせよう。

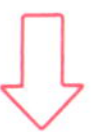

5 保湿

化粧水は低刺激のもので、アルコールを使っていない敏感肌用を選ぶ。

Q 鼻うがいはした方がいい？

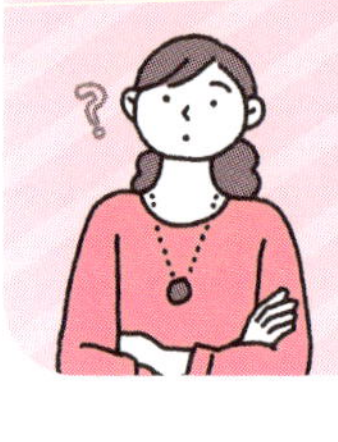

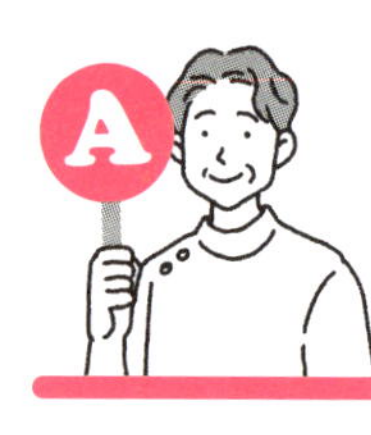

鼻の中をすっきりさせるためにもぜひ試してみてください。

鼻うがいをすると鼻の中の花粉やほこり、ウイルスを洗い流し、鼻腔(びくう)内の乾燥を防いでウイルスの侵入を防ぐことができます。鼻の中に花粉が入ったままでいると、家の中でもくしゃみや鼻づまりなどの症状が出やすくなります。家に帰ったら、鼻うがいをすることも習慣化させましょう。

鼻うがい専用のものも市販されています。冬になると鼻うがいの専用コーナーができるドラッグストアもあり、種類もたくさんあります。市販の鼻うがい用の商品は主に「①洗浄液タイプ」「②スプレータイプ」「③電動タイプ」があります。基本、子どもでも使えますが、**商品によっては15歳以上でないと使えないものもあるので、必ずパッケージを確認しましょう。**

洗浄液タイプは片方の鼻に洗浄液を注入した後、口や反対側の鼻から洗浄液が出てくるもので、鼻の奥まできれいにしてくれる効果を期待できます。ただ、洗浄液が口や反対側の鼻から出てくることに抵抗感を覚える子どももいるかもしれません。

その場合はスプレータイプを使うのも手です。スプレータイプはシュシュっと鼻に吹きかけるだけで、手軽に鼻うがいができます。ただし、鼻の奥までは届かないので、**子どもの鼻づまりが強い場合は鼻の奥まで届く洗浄液タイプがオススメです。**

また、電動タイプは、洗浄液を微粒子スプレーで放出するため、**鼻の奥まで洗浄することが可能かつ低刺激のため小さい子どもでも使いやすいです。**コードレスのものもあり、持ち運びも便利です。相場が5000〜1万円台とやや高めですが、使いやすいのでぜひ検討してみてください。

ちなみに、①〜③のどのタイプを使う場合でも、**鼻うがいに使うのは生理食塩水が**

良いとされています。生理食塩水は刺激が少なく、傷や粘膜の洗浄によく用いられます。鼻に入れても痛みを感じにくいのが特徴です。生理食塩水は、沸騰させた500mLのお湯を37~40℃まで冷まし、小さじ1杯の食塩を加えればつくることができます。つくった生理食塩水は鼻うがい専用の容器に入れて、使います。

鼻うがい専用の容器は先端がノズルになっているので、それを鼻に入れます。**このときは前かがみにさせましょう**。上を向いてしまうと鼻の奥に水がいき、誤って洗浄液が耳などに入り、中耳炎になる可能性もあるため注意してください。

前かがみの姿勢で洗浄液を流し込んだら、本来は反対側の鼻の穴から、洗浄液を出すのが理想ですが、難しければ流し込んだ方の鼻の穴から出してもOKです。

そして、洗浄後には鼻をやさしくかみます。これで鼻の中がスッキリするはずです。このように、鼻の中を水で洗うことで粘膜がうるおうのです。

鼻うがいは1日1回で十分です。子どもなら1回150mLが適量。1日何回もやると、必要な鼻の粘液まで洗い流されてしまいます。多くとも1日2回にとどめておきましょう。

鼻うがいの注意点

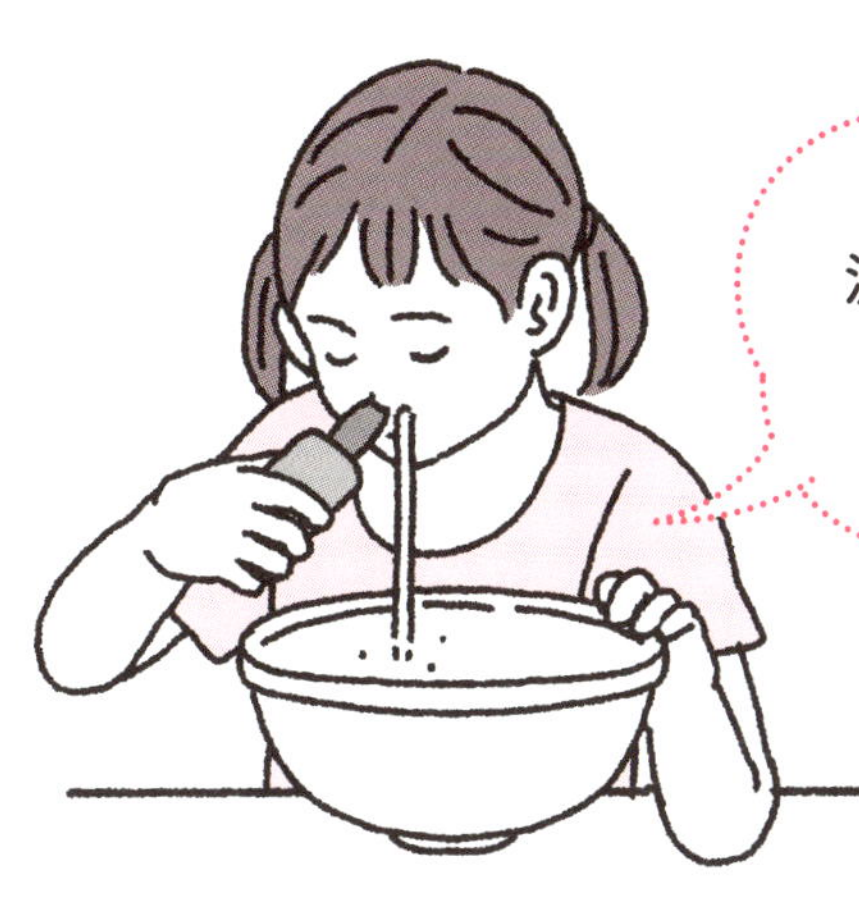

しかし、このために生理食塩水をつくるのは手間ですし、500mLを使い切るのも難しいかと思います。その場合は**水道水でもかまいません**。

ちなみに私は毎日、水道水を使った鼻うがいをおこなっています。やり方は簡単です。顔を洗った後、両手で水をすくい、鼻をつけて片方ずつ水を吸い込んだ後「ふん！」と勢いよく吐き出すだけです。

鼻うがいをした後は、ティッシュで片方ずつ鼻をかんで終わり。粘膜もうるおい、鼻の通りも良くなります。

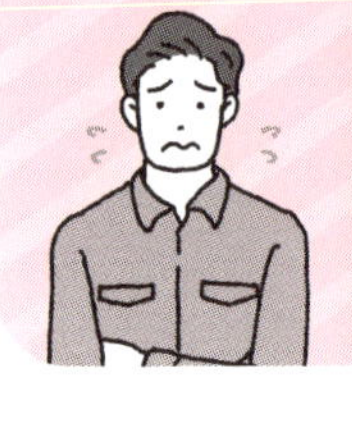

Q 正しい鼻のかみ方は？

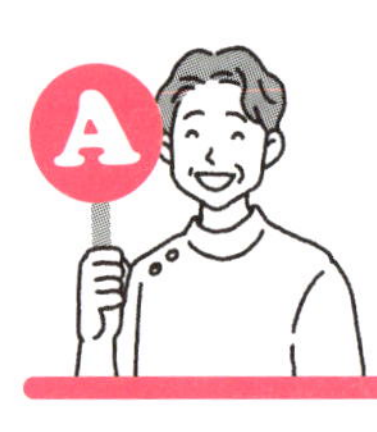

A 片方ずつゆっくりとかむようにしましょう。

子どもが鼻をかむとき、力まかせに鼻水を一気に出そうとすることがあるかもしれませんが、正しいかみ方を教えてあげましょう。

かむときに力を入れすぎると、耳を痛める原因にもなります。鼻と耳は耳管（じかん）でつながっており、力まかせに鼻をかむと鼓膜（こまく）に強い圧力がかかります。そうすると花粉や細菌、ウイルスが含まれた鼻水が耳管を通じて中耳に送り込まれ、急性中耳炎になり、耳痛（じつう）や耳だれを起こす可能性があります。

鼻をかむときはもう片方をおさえる

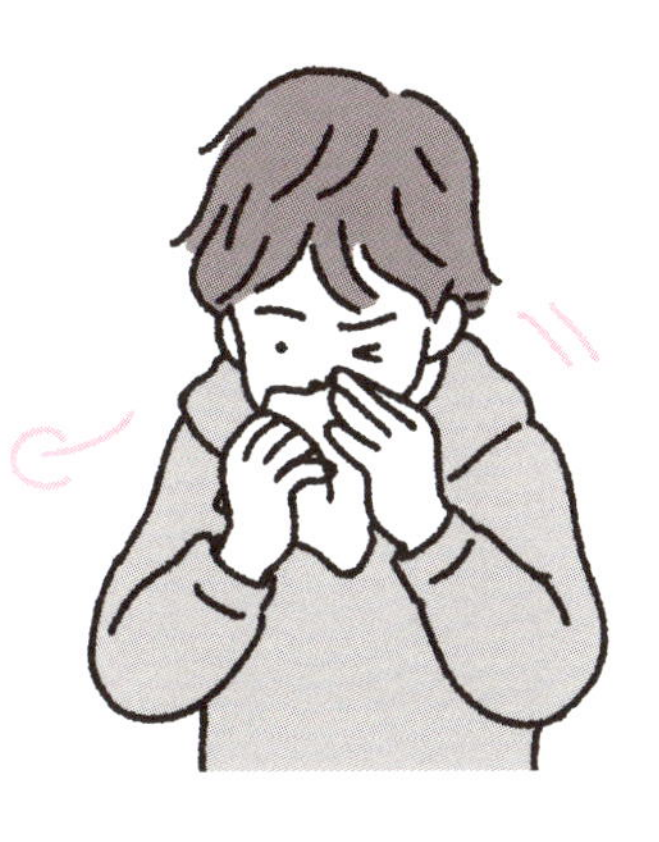

鼻がつまってかみづらい場合は、濡らしたタオルを電子レンジで30～40秒ほど温めて「蒸しタオル」をつくり、鼻にしばらく当てるのがオススメ！ 血流がよくなり、鼻の通りが良くなるので、鼻をかみやすくなる。

耳に負担をかけないためにも鼻は片方ずつかみます。**左の鼻をかむときは右の鼻を軽くおさえ、右の鼻をかむときは左の鼻を軽くおさえます。**片方ずつゆっくりと小刻みにかんで、鼻水を少しずつ出させましょう。

また、鼻水が止まらないとき、**ティッシュを鼻につめる人がいますが、これはやめましょう。**鼻の中の粘膜を傷つけ、そこに花粉やウイルスが侵入すると炎症を起こして、余計に花粉症が悪化します。ちなみに、鼻血が出たときも同様です。鼻から出てきた血はつめものをするのではなく、ティッシュで拭きとるのが正解で、出血している鼻を圧迫することで止血できます。

Q 鼻がつまって眠れない！どうしたらいいの？

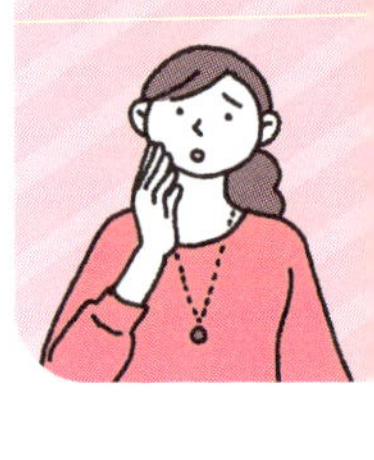

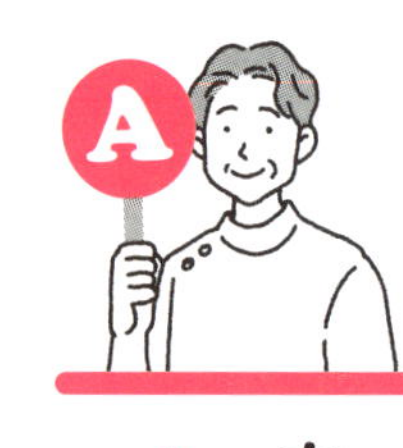

鼻のまわりを温めて、血流を良くしましょう。

子どもによく見られるのは、鼻づまりがひどすぎて、夜、眠れないと訴えることです。よく眠れないと昼間に眠気に襲われ、授業中に寝てしまうこともあります。そのため、子どもの鼻づまりを解消し、よく眠れるような環境をつくってあげることが大事です。

鼻づまりは血流を良くすることで、改善します。鼻のまわりを温めると、粘膜が広がり、鼻の通りが良くなります。寝る前に鼻に蒸しタオルを当ててから、鼻をかむとラクになります。

入浴もシャワーで済ませるのではなく、なるべく子どもを湯船に入れて、体を温めてあげてください。 40℃前後のぬるめのお湯に15分ほどつかるだけでも、体の血流が良くなり、鼻の通りも良くなります。

湯船の湯気も鼻の粘膜には良い働きをします。 湯気を吸うことで鼻の粘膜がうるおい、鼻についた花粉などのアレルギー物質を排出する働きが活発になります。体を温めることは免疫力をあげることにもつながるので、鼻づまりがひどいときだけでも、湯船につかるように心がけてください。

それでも改善しないときは点鼻薬（てんびやく）を使うことをオススメします（132ページ）。 点鼻薬は処方してもらえるので、近くの医療機関に相談してください。

そのほかユーカリやミントの香りが鼻づまりを良くするからと、アロマをたくさん人もいるかと思いますが、こちらははっきりとしたエビデンス（医学的根拠）はありません。とはいえ、好きな香りをかぐと、リラックスして良く眠れる人がいることはたしかです。アロマは医療目的ではなく、あくまでリラックス目的で使うようにしてください。

Q 花粉が飛散している時期に掃除はどうすればいい？

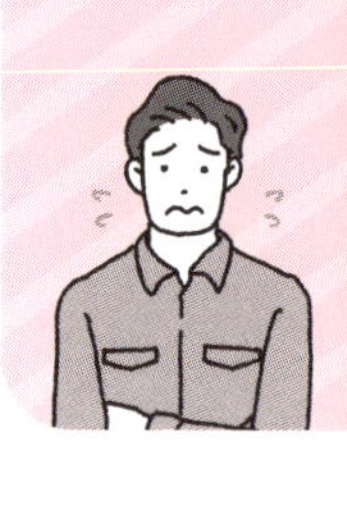

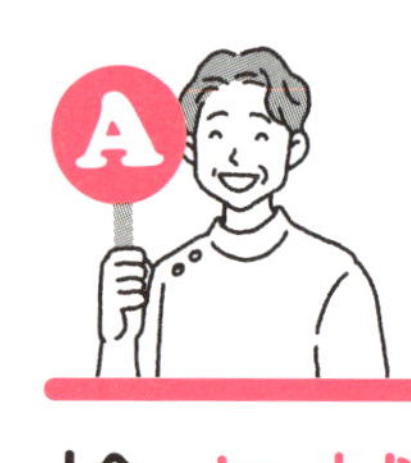

拭き掃除を徹底し、お掃除ロボットの導入も検討してみては。

いくら外から花粉を持ち込まないようにと頑張っても、花粉は小さな微粒子なので、完全にシャットアウトすることはできず、**こまめな掃除も必要になってきます**。

「掃除機をかければいいのでは？」と思われるかもしれませんが、床に散らばった花粉は、踏むと空気中に散らばり、それを吸うことで花粉症の症状が出てしまいます。それを避けるためにも、親御さんが**掃除をするときは花粉が鼻や口、目に入らないよう、マスクやメガネをするなど対策をしてください**。

そして、**掃除機をすみずみまでかけたら、濡れたワイパーなどで拭き掃除をすること**。これだけでも家の中の花粉を取り除き、浮遊するのを防ぐことができます。

また、掃除の際には、窓を開けて換気をすることが多いかと思いますが、1日のうちで花粉が最も飛ぶのは10〜12時と16〜18時の間です。**その時間を避けて換気をすると、家に入ってくる花粉の量が比較的おさえられます**。ただし、花粉の量が減るだけで、まったく入ってこないというわけではありません。

そこで、窓を開ける幅を10cm程度にしてレースのカーテンを閉めると、室内に入る花粉の量を4分の1に減らすことができるといわれています。**換気も一工夫することで、花粉症の大きな対策になるのです**。

ただ、そこまでするのはなかなか面倒なものです。その場合は、**ロボット型掃除機を試してみてください**。ロボット型掃除機は自動で掃除してくれて便利なうえに、掃除中、その部屋に入らなければ、床から舞い上がった花粉を吸い込むことはありません。拭き掃除をしてくれるタイプもありますから、花粉を掃除するための最適なお掃除ツールともいえます。

Q 洗濯物を外に干してもいい？

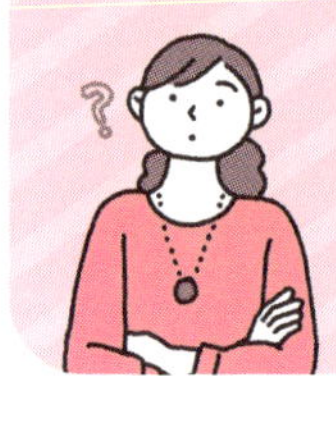

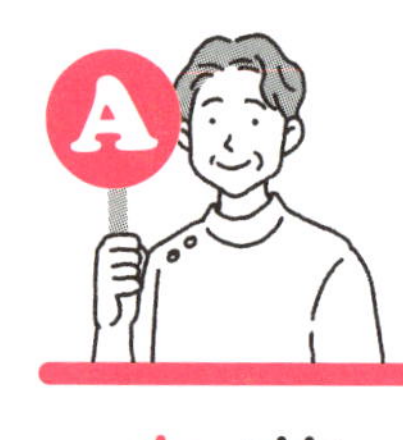

花粉が飛散するシーズンは室内干しを。

天気の良い日に外で洗濯物を干す人がいますが、これも花粉症にはNG行為。洗濯物に花粉が付着し、家の中に取り込む際に大量の花粉を入れることになります。そこで**オススメは浴室に洗濯物を干すことです。**

家に浴室乾燥機がない、干すスペースがない人は、室内で干し、扇風機の風を送って乾かすのも良いでしょう。また、除湿機も洗濯物を乾かすのに適しています。

また、ガスで乾かす衣類乾燥機もオススメです。やや高価ではありますが、干す手間も省けますし、シーツ類などの大きな洗濯物もカラッと乾くので重宝しているという花粉症患者さんもたくさんいます。

布団は外で干すと花粉が付着するだけでなく、ダニ対策としてもよくありません。ダニは50℃以上の温度でないと死滅（しめつ）しないので、外に干しても死ぬことはなく、むしろ熱から逃れるために布団のより奥に入って生き続けます。

布団を干すなら、外ではなく布団乾燥機を使うことをオススメします。布団乾燥機は50~60℃まで温度が出るので、ダニを死滅させることができます。**布団乾燥機をかけたら、布団に残ったダニの死骸などをなくすために、掃除機をかけましょう。**

布団用クリーナーも販売されているので、そういったものを利用するのも良いかと思います。シーツと異なり、布団は洗濯が難しいですし、朝起きたときのひどい鼻づまりなどの症状を軽減することが期待できます。

Q 花粉対策のために空気清浄機を使うのはいい？

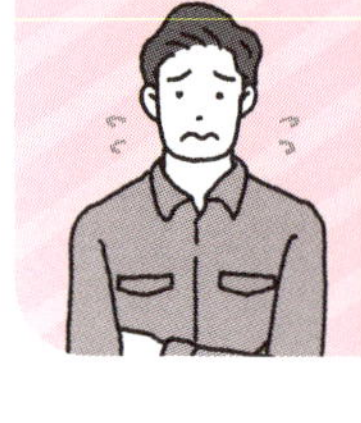

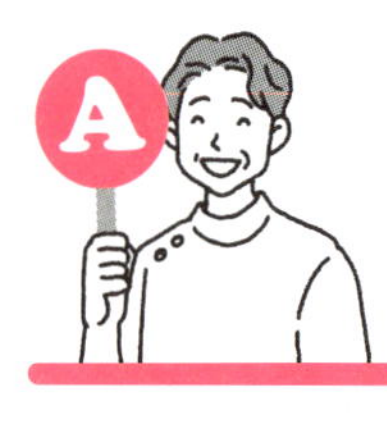

窓を開けて換気する代わりに使いましょう。

　空気清浄機は外から入ってくる花粉だけでなく、空中に舞うハウスダストも吸ってくれるので、家族に花粉症をはじめアレルギー性鼻炎をもつ人がいるなら使うことをオススメします。ただし、置く場所も重要になってきます。花粉は窓や扉のすき間からも入ってきます。したがって、**玄関や部屋の出入り口に近いところに置くことで、外から入ってくる花粉を除去する効果が期待できます。**

　また、窓を開けて換気するときにも花粉は容赦なく入ってくるので、空気清浄機を

空気清浄機はこう使おう

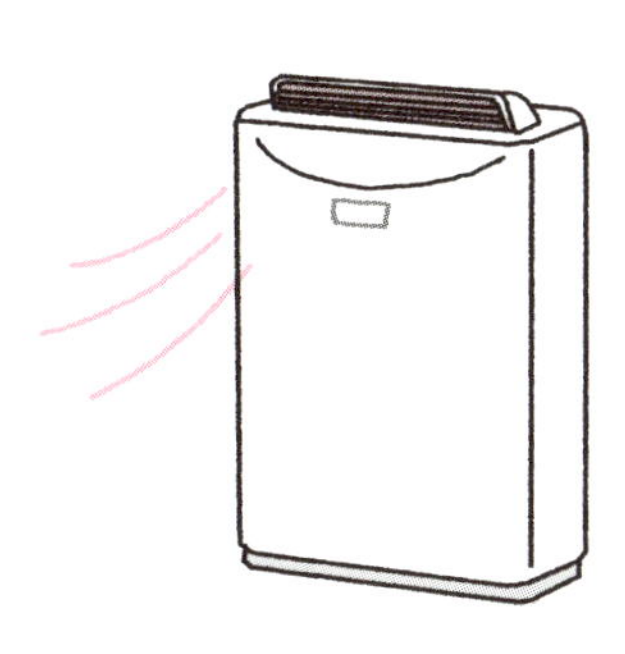

1. 玄関や部屋の出入り口に近いところに置く
2. 吸い込み口や空気の吹き出し口にジャマになるようなものを置かない
3. できれば24時間稼働させる

空気が入る窓の正面に置くと効果的です。このとき、**吸い込み口や空気の吹き出し口をふさぐようなものを置かないことが大事です。**

空気清浄機はできればずっと稼働させましょう。ほこりなどアレルギーのもとになるものを吸ってくれるので、特にダニやハウスダストのアレルギーをもつ子どもがいる場合は、快適に眠ることができます。

24時間稼働させていても、空気清浄機はエアコンに比べると電気代も安く、静音モードや省エネモードを利用すれば、さらに電気代をおさえることができます。

さらに、加湿器があれば、花粉の飛散をおさえて粘膜の乾燥を防いでくれるので、併用して使うと、より花粉対策が捗(はかど)るかと思います。

Q

花粉症にはヨーグルトを食べるといいってホント？

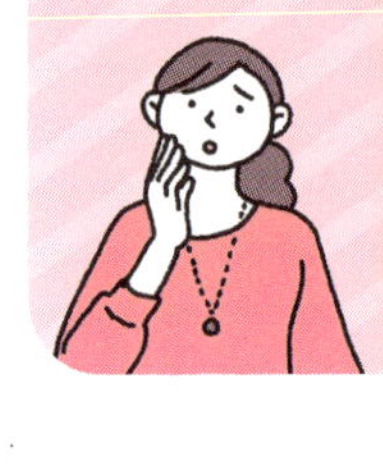

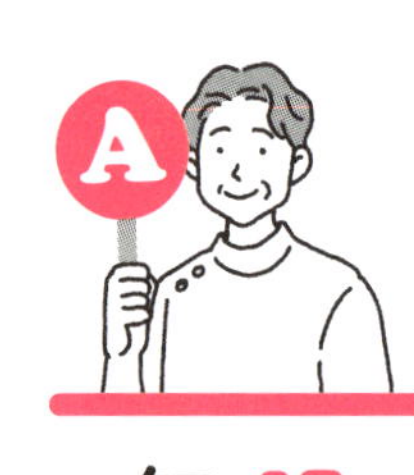

腸内環境を整えるためにも、毎日違う種類のものを食べましょう。

第2章では、腸内環境を良くすることが、花粉症を発症しにくくさせたり、症状をおさえるということを述べてきました。

腸内環境を良くするには、ヨーグルトがオススメです。ではなぜ、ヨーグルトが腸に良いかというと、発酵食品(はっこうしょくひん)だからです。発酵食品とは乳酸菌や酵母(こうぼ)など微生物の働きによって食物が変化し、人間に有益な効果をもたらす食品のこと。身近な例でいうと、みそ、しょうゆ、酢、ぬかづけ、納豆、ヨーグルト、チーズなどがあげられます。

その中でも、ヨーグルトには乳酸菌が含まれており、腸内環境を改善する働きをしてくれます。

乳酸菌は善玉菌の一種で、悪玉菌の増加を抑制します。乳酸菌は腸内だけでなく、乳製品や発酵食品に生息しています。ヨーグルトにはビフィズス菌、ブルガリア菌、ガセリ菌など、さまざまな優れた乳酸菌が入っています。

有名なビフィズス菌は整腸作用のほか、アレルギー症状を緩和し、認知機能の維持に役立つといわれています。

ブルガリア菌は有名なヨーグルトに用いられている菌で、善玉菌を増やすとされています。ガセリ菌は食事の脂肪分の吸収をおさえ、内臓脂肪が蓄積するのを防ぐ働きがあるとされています。

じつは、ヨーグルトに含まれている菌はメーカーや商品によって異なります。できれば、同じヨーグルトをずっと食べ続けさせるよりも、**ローテーションするように、**

さまざまなメーカーや商品のヨーグルトを子どもに食べさせてあげましょう。

というのも、同じ菌ばかりをとっていても、働きが鈍くなるという見方があるからです。その点、さまざまなヨーグルトを摂取することで、善玉菌が鈍くならずに働いてくれることが期待できます。子どもにとって味の好き嫌いがあるかもしれませんが、なるべくいろいろな種類のヨーグルトを食べさせてあげたいところです。

また、朝にヨーグルトを食べる人が多いかと思いますが、じつは腸内環境を良くするためには、**夜に食べるのがオススメです**。就寝から4時間が、腸が活発に動く時間帯なので、夕食後に食べる習慣を子どもにつけましょう。

善玉菌は食物繊維をエサとします。ヨーグルトを食べるときには、必ず野菜や大豆など食物繊維が豊富な食材を一緒にとらせてあげてください。その観点からも夕食後のヨーグルト摂取がオススメなのです。

ヨーグルトのオススメの食べ方

ヨーグルトは腸内環境を良くするから
花粉症対策にもなる！

1 **いろいろな種類のヨーグルト**を食べさせてあげよう

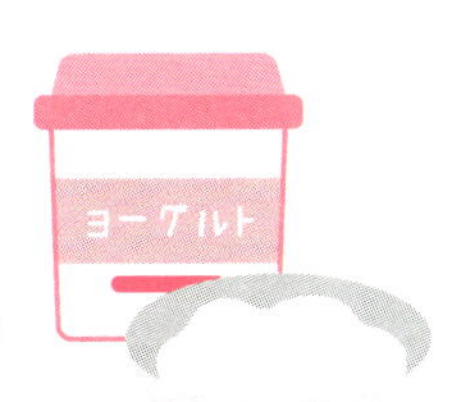

2 就寝から4時間のあいだ腸が活発に動くので、**夕食後に出すのがオススメ**

3 野菜や大豆など**食物繊維が豊富な食材**と一緒に食べさせてあげよう（その点でも夕食後がオススメ！）

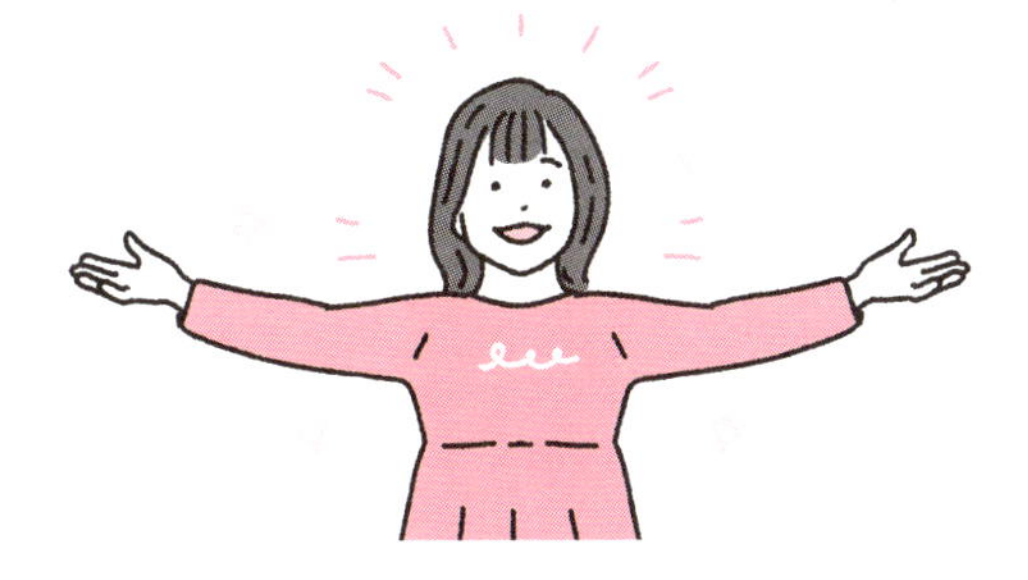

花粉症予防になる食事ってあるの？

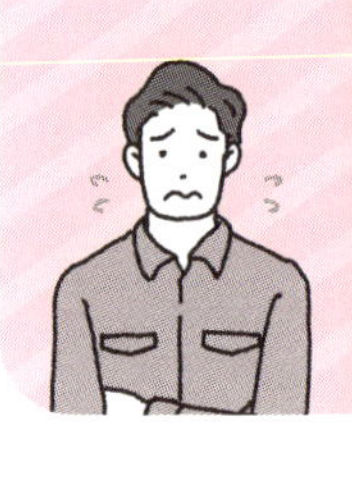

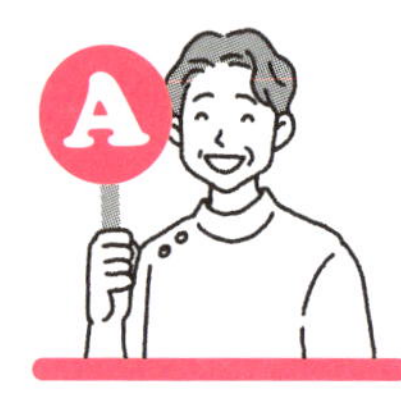

冷ましたご飯と小豆がオススメです。

私たちは主食として米、小麦を使ったパン、麺類を毎日のように食べます。**この米や小麦に含まれているデンプンに免疫力を高める働きがあることが最近の研究でわかっています。**

従来、食品に含まれるデンプンはすべて消化酵素で分解され、小腸から吸収されてエネルギー源になるとされていました。ところが、デンプンには小腸で消化されずに大腸まで届き、食物繊維のような働きをすることが明らかになりました。こうしたデンプンのことを**「レジスタントスターチ（難消化性デンプン）」**と呼びます。

レジスタントスターチは、米や小麦などの穀物類以外に、イモ類や豆類などの食品にも含まれています。そして食物繊維のように、便通を良くし、乳酸菌などの腸内細菌のエサとなって善玉菌を増やす働きをしてくれることもわかっています。

レジスタントスターチは温かいものよりも、冷めたものに多く含まれます。たとえば、ご飯なら炊き立てよりも、冷ますした方が増えます。冷ますといっても、冷蔵庫に入れたようなヒエヒエのものではなく、手で触れて熱いと感じなければOK。

冷めるとご飯は少し硬くなりますが、よくかんで食べることで満腹中枢が刺激され、満腹感を得られるため一石二鳥です。

レジスタントスターチをとるのはご飯でもかまいませんが、**効率良くとりたいなら小豆がオススメです。**

小豆をたっぷりの水で柔らかくなるまで煮た後に、24時間冷蔵庫で冷やしてから食べれば手軽にレジスタントスターチがとれます。**ただし、注意したいのが砂糖を加えないこと。砂糖を加えるとおいしく食べられるかもしれませんが、砂糖のとりすぎはアレルギーを悪化させる原因にもなります。**

アレルギーは「コルチゾール」というアレルギーに対抗するホルモン分泌が減少すると悪化するのですが、砂糖（糖質）が多い食べ物を食べるとコルチゾールの分泌が減ります。そのため、花粉症をより悪化させる原因にもなるので、砂糖入りの小豆は避けた方が好ましいのです。

何も味つけをしない小豆は、子どもにウケが良くないかもしれません。その場合は、**小豆を入れた赤飯をたいて、それを冷まして食べさせても大丈夫です。**

花粉症予防にはレジスタントスターチをとろう

レジスタントスターチ

乳酸菌などの腸内細菌の
エサとなって善玉菌を増やす
働きをしてくれるデンプン

多く含まれるもの

温かくないご飯

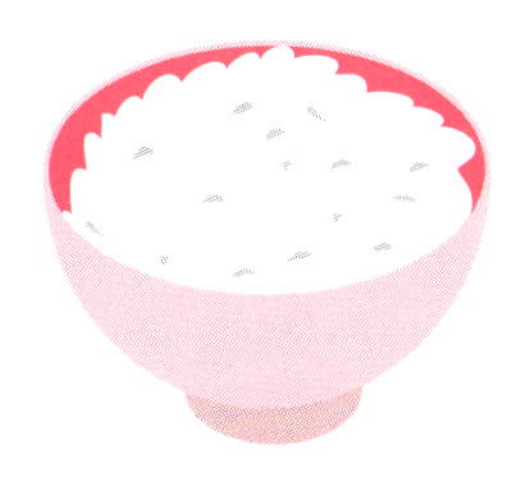

手で触れて
熱いと感じなければOK

煮たあとに
冷やした小豆

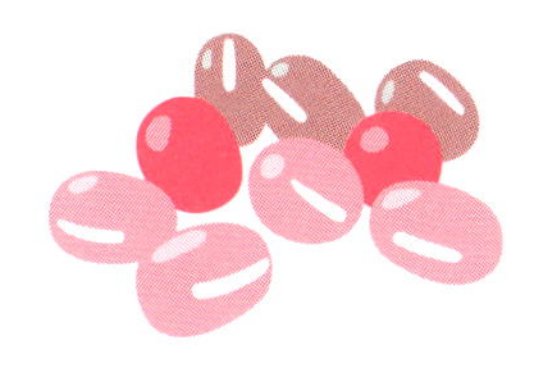

冷めた赤飯でもOK。
砂糖を入れないように注意！

Q 冷え性は花粉症を悪化させるの？

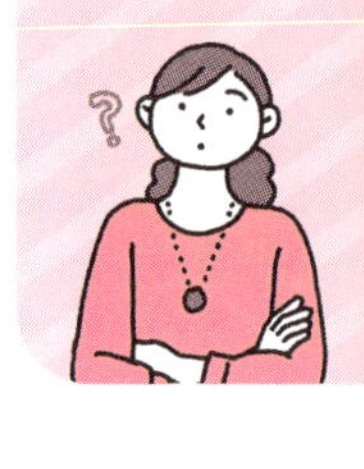

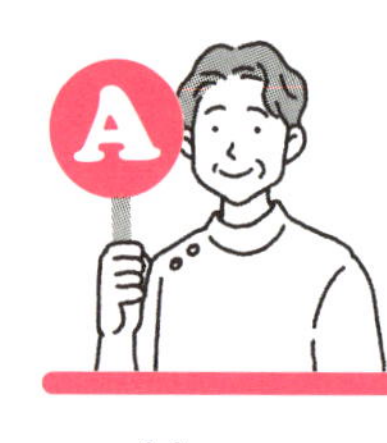

冷えは万病の元。花粉症にとっても良くありません。

花粉症に限らず「冷え」は体にとって大敵です。夏でも冷房がガンガン効いている部屋にいると、体が芯から冷え切ってしまって、調子を崩す人が多くいます。「子どもはよく体を動かすし、体温も高いから冷えとは関係ないんじゃない？」と思うかもしれませんが、それは間違いです。子どもは自律神経（じりつしんけい）が未発達なため、体温の調節がうまくいかずに、**寒いところにいると大人よりも冷える傾向にあります。**

体が冷えることは花粉症にとってもマイナスです。体が冷えると血流が悪くなります。そうすると鼻の粘膜が収縮し、鼻づまりがひどくなります。

血液の中には免疫を担う免疫細胞があり、ウイルスや細菌など体にとって悪いものから守ってくれます。ところが血流が悪くなると、体内に悪いものを見つけたとしても、それを攻撃する免疫細胞が集まりにくくなり、細菌やウイルスを撃退できなくなります。免疫細胞がうまく働かないため、細菌やウイルスはどんどん悪さをし、風邪をひきやすくなったり、病気が長引いてしまうことになるのです。このように、**血流が悪くなり免疫力が低下していると、ちょっとした花粉に反応してしまい、花粉症を引き起こしやすくなります**。

冷え性を改善するにはまず、体を温めることです。子どもは活発に動き、冬でも汗をかきやすいので、**体温の調節がしやすい重ね着をさせましょう**。

次に**太い血管が通るところを重点的に温めること**。首、わきの下、足の付け根には太い血管が通っているため、ここを温めると温められた血液が体中に行き渡り、体全体を温めることができます。冬にはマフラー、手袋、足首まで覆う靴下を着用させて、寒さ対策をしてください。

くわえて、97ページでも触れましたが、**シャワーだけで済ませず、子どもを湯船につからせて体全体を温めましょう**。40℃程度のお湯に10分間つかるだけでも、体の芯から温まり、冷え性が解消されるだけでなく、気持ちがリラックスしてよく眠ることができます。

もちろん食事も大事です。温かいものを食べたり、飲んだりすることで熱が体のすみずみまで広がっていきます。**飲み物も冷たいものではなく、温かいお茶やお湯などを飲ませてあげると良いでしょう**。

冷えない体づくりには朝食も欠かせません。朝は1日で最も体温が低い時間帯なので、体を温めるものを取り入れるのが重要です。

発酵食品には体を温める作用があるので、朝食に取り入れるなら味噌汁がオススメです。味噌汁に野菜やキノコをたっぷりと入れれば食物繊維もとれ、腸内環境を整え

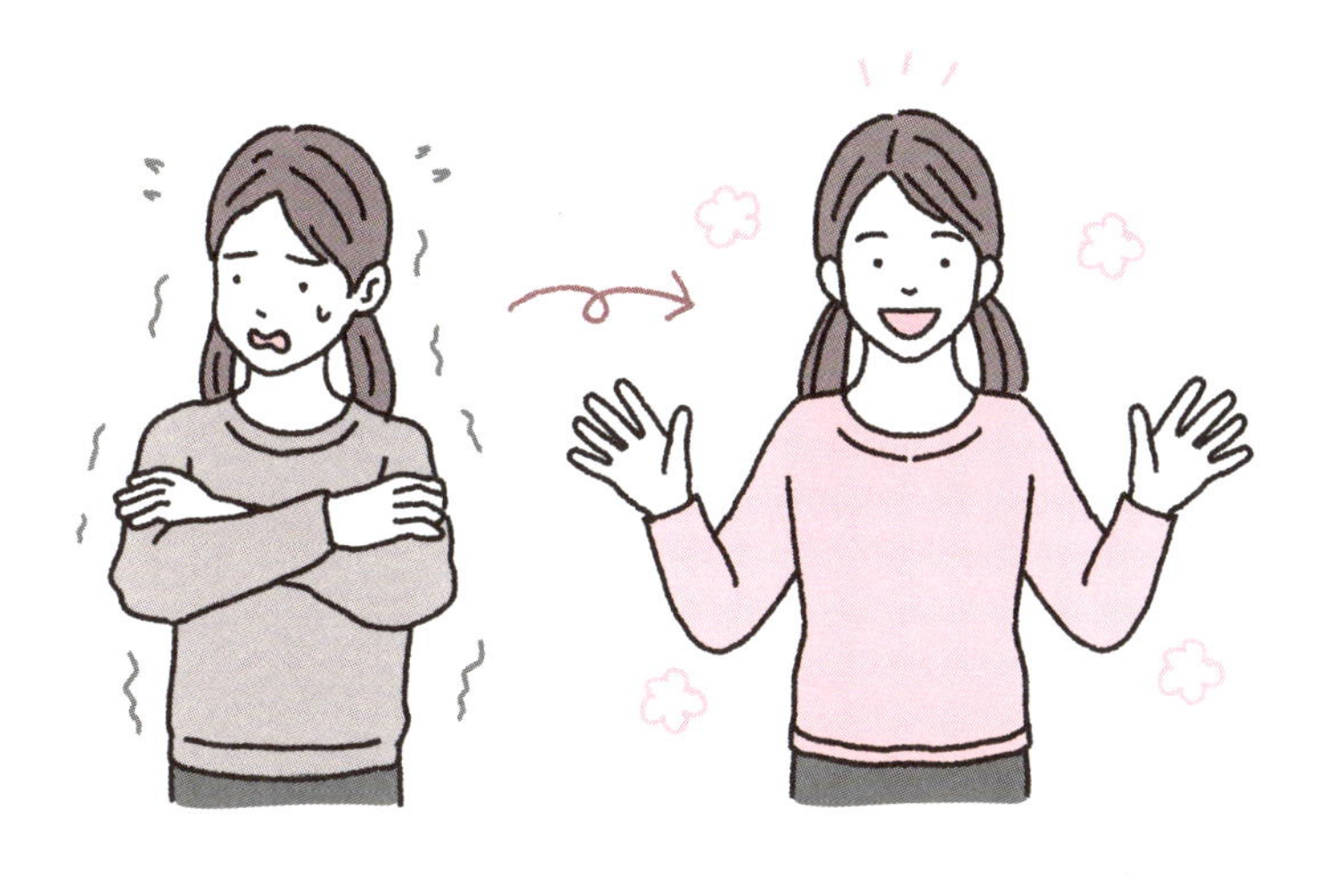

ることにもつながります。ニラやカボチャ、ショウガなどは特に体を温める作用があるので、具にして入れると良いでしょう。

食べるときは急ぐのではなく、よくかんで食べることを子どもに声がけしましょう。よくかむことで交感神経が刺激され、体温が上昇していくのです。

先輩ママ・パパの体験談

子どもに花粉症対策を守ってもらう方法

10歳になった息子は、2月になると咳を繰り返し、スギ花粉症と診断結果が出たので、マスクを着け、うがいをするように促しました。しかし、そこは遊びたい盛りの男の子。「帰ったらうがいをしなさい」といっても聞く耳を持たず、ランドセルだけ玄関近くの廊下に投げて、すぐに公園や友だちの家に向かってしまいます。うちは共働きのため、息子が帰ってくる時間帯は家に誰もいない日が多く、「どうすればルールを守ってもらえるのか」とストレスを抱える日々でした。

そんな中、一方的に注意する姿勢をやめて、「咳つらいよね。どうしたらいいかな?」と息子を巻き込み、二人で対策を考えました。その結果、ゲーム性を取り入れ、私が帰ってきたときに「(証拠として)洗面所のコップとシンクが濡れていたら1ポイント、10ポイントで好きなお菓子と交換」というルールを決めました。私が帰宅した後、外で遊んだ息子は再び帰ってくるのですが、私の顔を見るなり「あと○ポイント(でお菓子)ね!」と報告してくるように。もちろん、その場にいないので、どれだけちゃんと息子がうがいをしてくれているかはわかりません。とはいえ、ランドセルを投げて、すぐに遊びに行っていたことを考えると、洗面所まで上がっただけでも、大きな進歩かと思います。(30代女性・Aさん)

第4章

花粉症を緩和する

～薬物療法＆レーザー治療～

Q 花粉症に薬って本当に効くの？

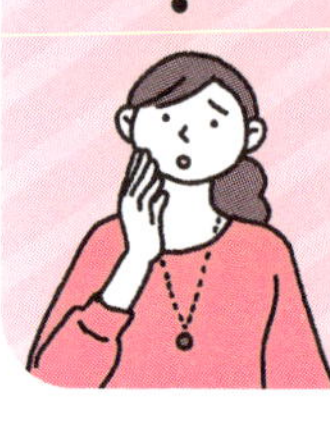

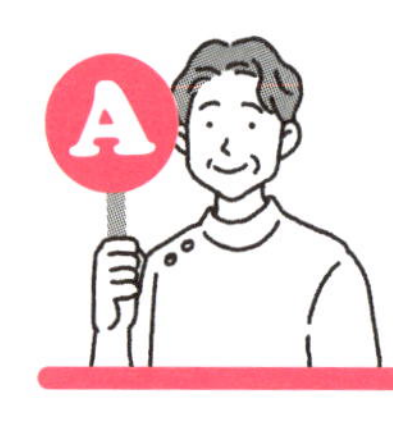

薬の服用は花粉症に**非常に効果的**です。

花粉症で多くの人が受けている治療といえば、薬の服用だと思います。薬はくしゃみ、鼻水、鼻づまりといった症状を一時的におさえてくれますし、**以前に比べると副作用が軽いものが出てきています**。

その一方、服用にあたり、心配されるのは薬が蓄積することへの不安だと思います。ただし、適切な服用量を守れば、薬が子どもの体内に蓄積していくことはありません。

また、**今は眠気が出にくいものが開発され、病院でも処方されています**。

そもそも、薬そのものに良いイメージをもたない人がいるかもしれません。できれば副作用がある薬は飲ませたくないでしょうし、私も娘がいるので、なるべく子どもに飲ませたくないという親御さんの気持ちもとてもわかります。

ただ、**薬を飲まず、食生活を変えたりするだけでは、花粉症をしっかりと改善することはできません**。詳細は後述しますが、舌下免疫療法で花粉症をちゃんと改善するには少なくとも3年ぐらいはかかりますし、そのために薬を使った治療は欠かせないのです。最近では1日1～2回の服用で済むものや、花粉が飛散するシーズンだけ服用する治療法もあります。薬を飲んでもらい、**くしゃみ、鼻水、鼻づまりで、子どもが毎日つらい思いをしないようにしていきましょう**。

第5章で詳しく触れますが、2014年から保険適用が始まった舌下免疫療法という治療法があります。この治療法は、小さなラムネのような薬を1日1回舌の下で溶かして服用し、体質を根本から改善させるものです。

このほかにも、生後6ヵ月から服用できる薬もありますので上手に使っていけば、子どもがつらい思いをせず、ラクに過ごすことができるのです。

花粉症の薬ってどんなものがあるの？

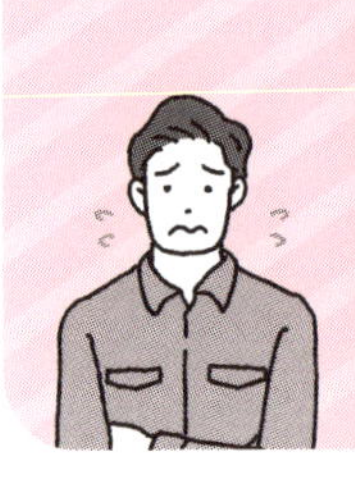

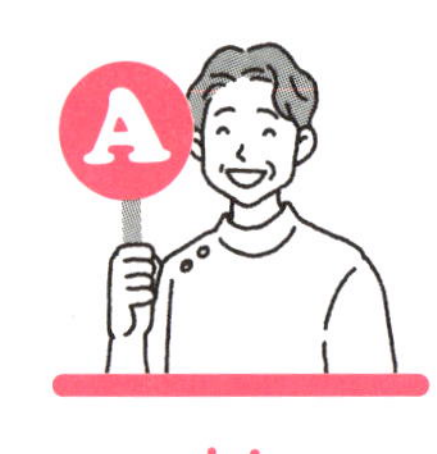

抗ヒスタミン薬が一般的。

花粉症の治療で使われる薬は抗ヒスタミン薬、抗ロイコトリエン拮抗(きっこう)薬、漢方薬、点鼻薬などがあり、それぞれ用途や状況、体調によって使い分けられます。

花粉症治療でよく使われ、一般的に知名度が高いのは**抗ヒスタミン薬**でしょう。市販薬でも「アレグラ」や「アレジオン」などの名前で販売され、ドラッグストアなどで目にすることが多いかと思います。

「ヒスタミン」とは化学物質の一つで、免疫系の伝達物質や神経伝達物質として働きます。花粉が侵入すると、体の中にあるマスト細胞などから、ヒスタミンが放出されます。

その後、ヒスタミンが受容体（H1受容体またはヒスタミンH1受容体）へ作用することでくしゃみ、鼻水、皮膚の腫れ、目のかゆみなどのアレルギー症状を起こすのですが、**抗ヒスタミン薬はこの受容体をブロックし、ヒスタミンが作用しないようにします。**

ヒスタミンの働きをおさえることで、アレルギー反応が出にくくなり、花粉による鼻水、鼻づまり、くしゃみなどの症状を緩和してくれます。

鼻水、鼻づまり、くしゃみが気になるなら、今すぐにでも薬を服用することをオススメします。

Q 眠気が出にくい薬はある？

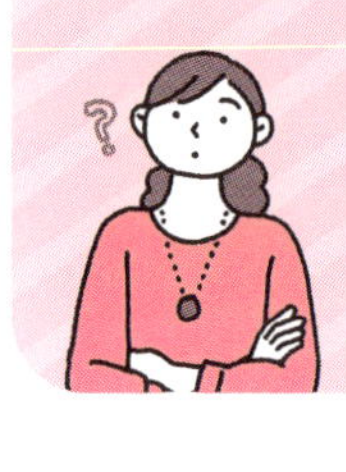

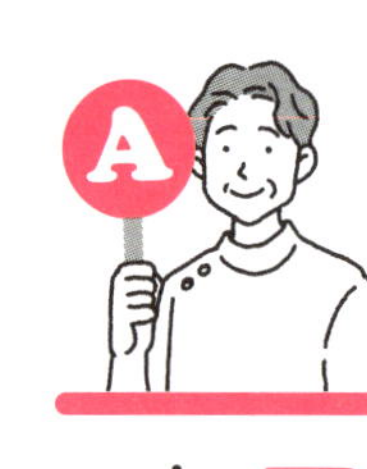

「第2世代」の薬は副作用が少ないことで知られています。

「抗ヒスタミン薬が花粉症の症状を和らげてくれるのはわかったけれど、副作用が気になる」という人もいるでしょう。しかし既出の通り、最近の抗ヒスタミン薬は眠気をはじめとした副作用が軽いものが多く、小さい子どもでも安心して飲めるものも増えています。

「抗ヒスタミン薬が眠気を引き起こす」というイメージをつくったのは、「**第1世代**」と呼ばれるものです。抗ヒスタミン薬と一口にいっても、じつは開発された年代によ

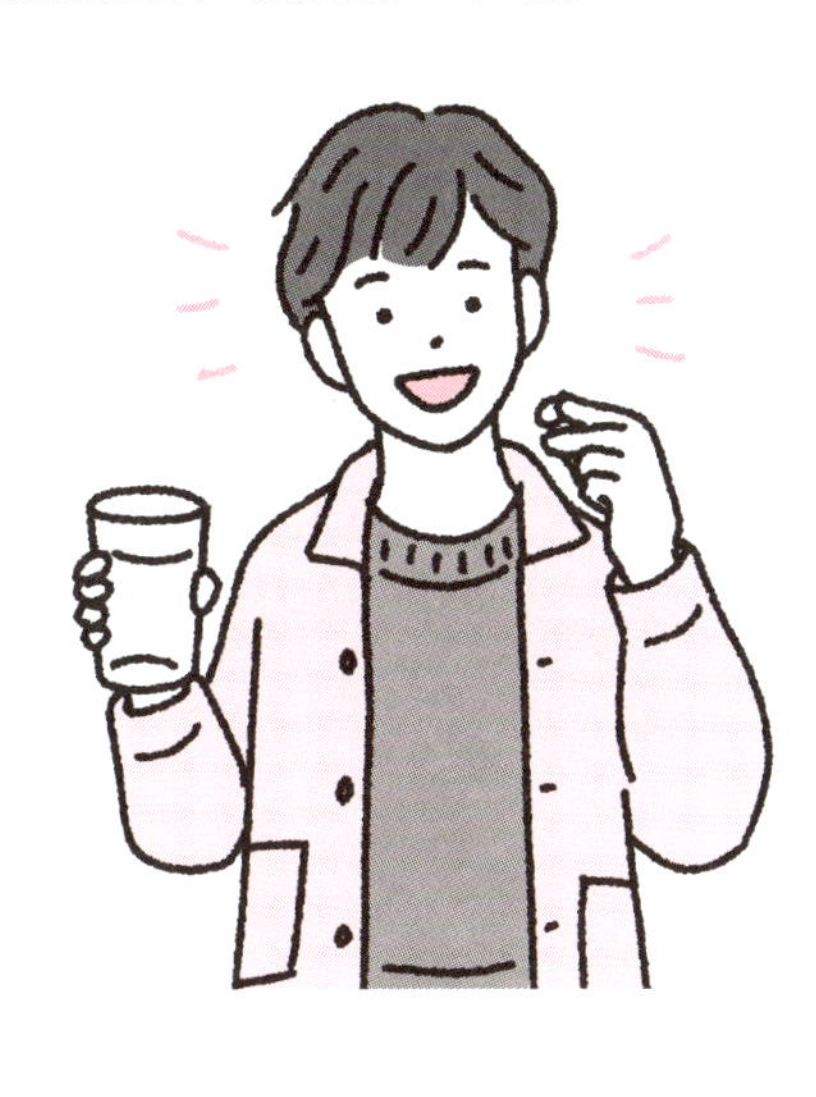

って違いがあり、先に開発されたのが第1世代、第1世代から改良されたものを「**第2世代**」と呼びます。

第1世代はポララミン（一般名：クロルフェニラミン）、アタラックス（一般名：ヒドロキシジン）、レスタミン（一般名：ジフェンヒドラミン）などがありますが、眠気や認知機能の低下など副作用が出やすいのが特徴で、今はほとんど処方されることはありません。

一方、第2世代は副作用が出にくいうえに効果が持続しやすく、アレルギーをおさえる働きも優れているため、**花粉症治療には、この第2世代が使われるようになりました**。代表的な第2世代の抗ヒスタミン薬はアレグラ、アレジオン、ザイザル、ビラノアなど。

抗ヒスタミン薬の中には錠剤以外にシロップもあります。ザイザルシロップ（成分：レボセチリジン塩酸塩）は、花粉症などのアレルギー性鼻炎のほか、じんましんや湿疹などの皮膚症状にも効き、生後6ヵ月以上の赤ちゃんでも服用することができます。アレルギー症状をおさえられ、さらに眠気や口の渇き（かわ）などの副作用が比較的少ないといった特徴があります。

ただ、自己判断で服用するものではなく、医師に相談する必要があります。**抗ヒスタミン薬の中には適用年齢が12歳以上や15歳以上のものなどがあり、親御さんの注意が必要です**。

また、喘息に使われる抗ロイコトリエン拮抗薬は鼻づまりにも効果があるといわれていますが、子どもの場合は喘息と診断されない限り処方できません。薬を服用したい場合は、必ず耳鼻咽喉科を受診して医師の診断を得てから、不安なことなどは薬剤師に相談してください。

第2世代の抗ヒスタミン薬

商品名	一般名	発売年	ジェネリック	適用年齢	錠型
アレジオン	エピナスチン	1994	あり	3歳以上	ドライシロップ
エバステル	エバスチン	1996	あり	15歳以上	OD錠
ジルテック	セチリジン	1998	あり	2歳以上	ドライシロップ
タリオン	ベポタスチン	2000	あり	7歳以上	OD錠
アレグラ	フェキソフェナジン	2001	あり	7歳以上	ドライシロップ
アレロック	オロパタジン	2001	あり	2歳以上	顆粒
クラリチン	ロラタジン	2002	あり	3歳以上	ドライシロップ
ザイザル	レボセチリジン	2010	あり	6ヵ月以上	ドライシロップ、シロップ
ビラノア	ビラスチン	2016	なし（2024年10月時点）	15歳以上	OD錠
デザレックス	デスロラタジン	2016	なし（2024年10月時点）	12歳以上	錠剤
ルパフィン	ルパタジン	2017	なし（2024年10月時点）	12歳以上	錠剤

Q 薬を服用するうえで注意点はある？

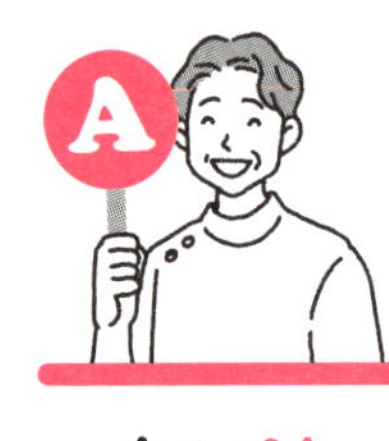

飲む時間帯と飲み方に気をつけましょう。

抗ヒスタミン薬の形状はいろいろあります。錠剤やシロップのほか少量の唾液や水で溶けるOD錠（口腔内崩壊錠）、カプセル剤、粉剤、顆粒、点鼻薬などがあります。OD錠は錠剤が苦手な子どもでも服用しやすく、顆粒は甘い味がつけてあるため、飲みやすいという声も聞きます。

花粉症の治療は継続することが大事なので、飲みやすい、使いやすい薬を選ぶことが大事です。 回数は薬によって違うものの、大半が1日1回か2回で、1日2回の場

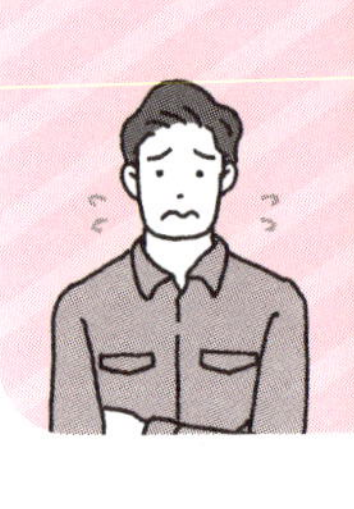

合は朝と夜の食後、1日1回の場合は夕食後に飲むことが多いです。

なぜ、夕食後に飲むのが良いかというと、「就寝時に鼻づまりで寝られない」「朝、くしゃみが止まらない」といった症状は、夜に飲むとおさえやすくなるからです。

ただ、必ずしも夜に飲む必要はなく、子どものライフスタイルに合わせて飲み忘れないタイミングで飲めば良いかと思います。

「食後」の服用とされているなら食後30分後、「食前」なら30分前、「朝」は起床してから30分以内、「寝る前」なら就寝の30分から1時間前に飲ませること。もしも飲み忘れたら気がついたときに飲んでもかまいませんが、次の薬を飲むまであまり時間が空かないようであれば、飲ませない方がいいです。

注意してほしいのが、お茶やジュースで薬を飲むと薬剤の吸収が妨げられるおそれがある点です。**原則、水かぬるま湯で飲ませてください**。

花粉症の薬の効果を最大化するために、正しく毎日飲み続けましょう。

Q 薬が効かない！どうしたらいい？

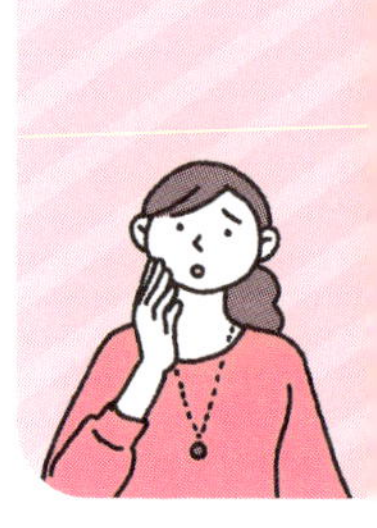

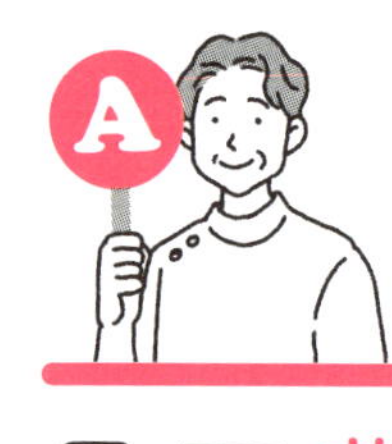

A 薬が体に合っていない可能性があるので、早めに医師に相談しましょう。

薬を飲んでも、鼻水、鼻づまりが出る、またはくしゃみが続けて出る場合は、薬そのものが効いていない可能性があります。

ただし、薬の効き目が悪いからといって、薬物療法そのものに効果がないというわけではありません。なぜなら薬は個人個人で合う、合わないがあるからです。どの薬もそうですが、万人に効くというものはありません。**花粉症の薬が何種類もあるのは、人によって合う、合わないがあるからです。**

花粉症の薬はそれぞれ構造が違い、体質、年齢、ライフスタイルによっていろいろ選択ができるようになっています。

Ａという薬が効かなかったとしても、Ｂという薬が効く場合もあります。その逆でＢという薬が効かなくても、Ａという薬が効く場合もあります。

飲み始めて１週間経っても子どもの症状が改善しない場合は、医師に相談し、薬を変えてもらうと良いかと思います。それでもまた合わない場合は、再度医師に相談しましょう。

好ましくないのは、効果がないのにずっと同じ薬を飲み続けていることです。少しでも早く子どもの体に合った薬を見つけられれば、その分、症状がラクになるので、よく医師に相談することをオススメします。

くわえて、飛散量が多くなると、飛散し始めた頃に比べ、同じ量でも効き目が薄くなるケースがありますし、薬そのものを変えた方が症状も改善することがあります。

Q 花粉症に良い漢方薬はある？

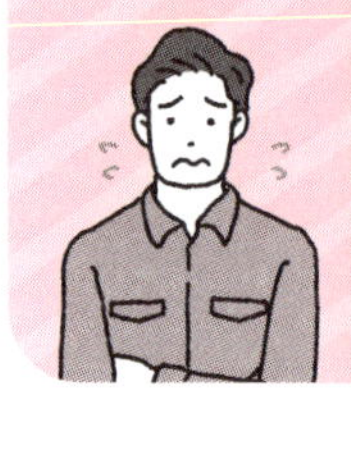

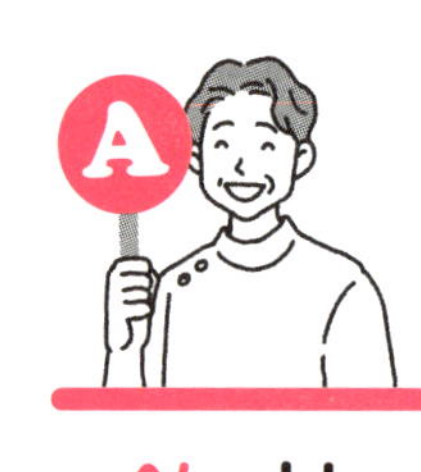

効果が期待できる漢方薬も。飲ませ方を工夫しましょう。

診療していて、花粉症用の薬は副作用が気になるからと、漢方薬の処方を希望する方もいます。漢方は体質改善ではなく、あくまで対症療法の一つですが、飲み続けることで症状を和らげることができますし、眠くなりにくいものもあるので、**抗ヒスタミン薬と併用して使うのも手かと思います**。

花粉症に効果が期待できる漢方は左の表のとおりです。

花粉症改善に効果が期待できる主な漢方薬

小青龍湯
さらさらした鼻水や、せきと一緒にたんが多く出るかぜやアレルギー性鼻炎に用いられる漢方薬です。

麻黄附子細辛湯
「少しかぜ気味だな」「このままだと悪化しそう」といったかぜのひきはじめ（発症から1～2日が目安）に用いられる漢方薬です。

麻杏甘石湯
ぜんそくのようなゼロゼロしたせきがあり、呼吸がくるしいときに用いられる漢方薬です。

葛根湯加川芎辛夷
鼻がつまってつらいときに用いられる漢方薬です。

※「ツムラ ヘルスケア製品情報サイト」より引用

漢方は耳鼻咽喉科でも処方され、保険が適用されるものがほとんどです。漢方のもとは生薬といい、苦味があるのが特徴で、子どもは少し苦手かもしれません。

苦くて飲みにくいものはカレーやはちみつ、ココアに混ぜて、飲みやすくしてもかまいません。生薬はスパイスなので、加熱したり、ほかのものと混ぜても効力を失うことはないのです。

Q 子どもも点鼻薬を使っていいの？

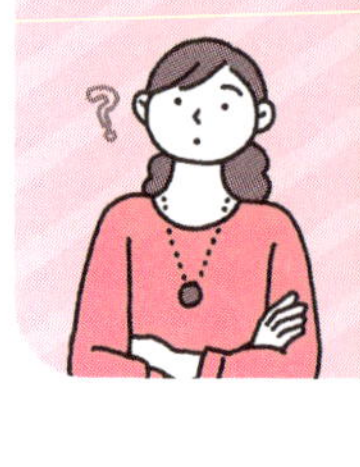

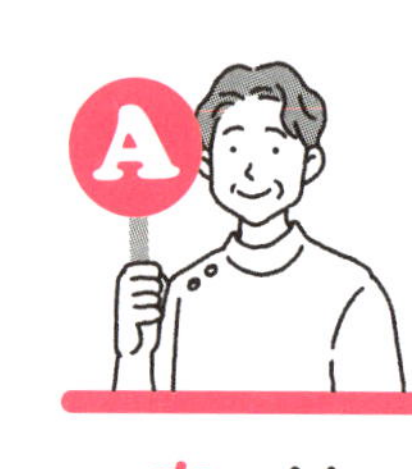

使いすぎには注意が必要ですが、鼻づまりには効果が期待できます。

結論からいうと使った方が良いです。**特に子どもが鼻づまりで苦しそうならば、すぐにでも使うことをオススメします。**点鼻薬は局所に使用するので、飲み薬より眠気などの全身に対する副作用が少ないのです。

また、点鼻薬には二種類あります。一つは「**血管収縮点鼻薬**（けっかんしゅうしゅく）」、もう一つは「**ステロイド点鼻薬**」です。

そもそも鼻づまりは、鼻の粘膜の内側にある血管が拡張することで腫れが生じて起きます。血管収縮点鼻薬には、鼻の粘膜の血管を収縮させる働きがあり、それによって鼻の腫れがおさまるため、鼻の通りが良くなるのです。代表的なものにトラマゾリン、プリビナなどがあります。

ただし血管収縮点鼻薬には注意点があります。点鼻薬を使ってすぐは鼻の通りが良くなりますが、何度も使うと血管がリバウンドを起こしてかえって腫れがひどくなります。そのためステロイドが使えない妊婦や授乳中の母親などを除き、処方されないのがほとんどです。

一方ステロイド点鼻薬は、血管収縮点鼻薬よりも効果が出るまでに時間がかかりますが、使い続けると腫れがおさまることが期待できます。代表的なものにナゾネックスやアラミストがあり、いずれも効果に関するエビデンスもしっかりとしています。

ステロイドというと「子どもに使って大丈夫？」と心配される親御さんもいらっしゃいますが、点鼻薬の場合はパウダーや細かい霧状（きりじょう）のもので、鼻の中にシュシュッと吹きつけても、ほとんどが鼻の中だけで吸収され、あとは空気中に拡散されるため、**体の中まで入ることはほとんどありません**。

最近のステロイド点鼻薬は効果がはっきりと出やすいため、使用も1日1回か、多くても1日2回までで十分なものがほとんどです。

ただし、ステロイド点鼻薬は鼻がつまっていると効果が出にくいので、**使う前に鼻をかみ、ある程度鼻づまりを解消してからおこなうようにしましょう。**

体が温まっていると、鼻の中の粘膜が開いて鼻の通りが良くなります。ですから、**ステロイド点鼻薬を使うなら、お風呂上がりがベストです。**

なお、お風呂から上がってしばらくすると、体が冷えて鼻の通りが悪くなります。そのためお風呂上がりすぐの使用がいいですが、もしも難しいのであれば、お風呂の中で使うのも良いかと思います。

石鹸やシャンプーを置いておくスペースに点鼻薬も置いておき、お風呂に入っている最中にシュッシュッとすると、効果が出やすくなるかと思います。

点鼻薬もできるだけ市販薬ではなく、耳鼻咽喉科を受診して処方してもらい、医師の指導のもと使う回数を必ず守ってください。

点鼻薬の種類と使い方

血管収縮点鼻薬

▶即効性はあるものの、何度も使用すると鼻づまりが悪化するおそれあり

▶トラマゾリン、プリビナなど

ステロイド点鼻薬

▶即効性は劣るが、長期的に使用することが可能

▶ナゾネックス、アラミストなど

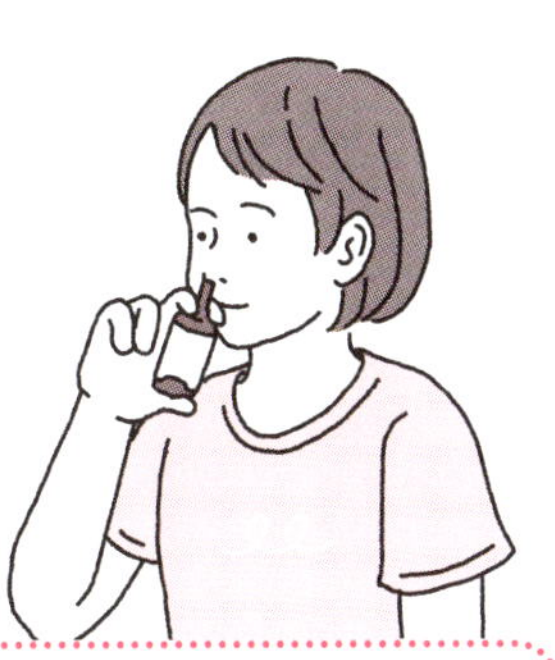

ステロイド点鼻薬の使い方

- 使う前に鼻をかみ、ある程度鼻づまりを解消してからおこなう
- 石鹸やシャンプーを置いておくスペースに点鼻薬も置いておき、お風呂に入っている最中におこなうと効果が出やすい
- ステロイド点鼻薬も使いすぎると、鼻づまりが悪化するおそれがあるため、使用回数を必ず守る

Q 子どもも点眼薬を使っていいの？

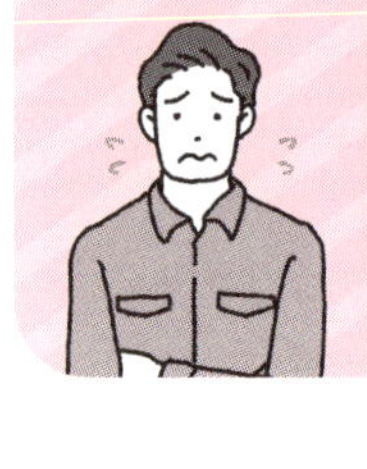

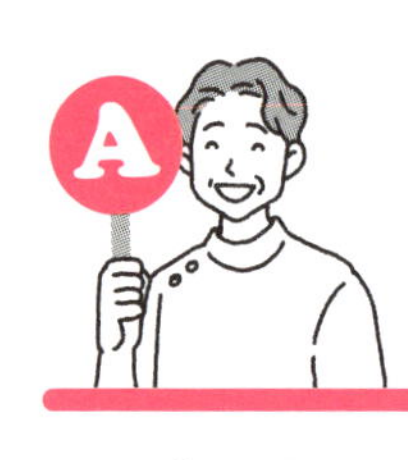

子ども向けの点眼薬があるので、それをうまく活用しましょう。

花粉症の症状の一つに目のかゆみがあげられますが、**だまって目をこすってしまうことがあるので、大人が注視しなくてはなりません。**目を強くこすると角膜に傷がつき、それが刺激となって結膜炎などの目の炎症を起こす可能性があります。

花粉が飛散するシーズンに子どもが目をこすっていたら、まず花粉症を疑い、その上で耳鼻咽喉科と眼科を受診しましょう。かゆみの原因が花粉症である場合は、点眼薬が処方されます。**子ども用の点眼薬は防腐剤不使用のもので刺激が少ないのが特徴**

です。処方される点眼薬はアレジオン点眼液やリザベン点眼液（ケミカルメディエーター遊離抑制薬）といった花粉症に伴う目のかゆみ、充血を抑えるものが主流です。これらは低年齢の子どもでも安心してさすことができます。

また、子どもが自分で点眼薬をさせる場合なら良いのですが、**まだ小さいうちは親御さんが補助をしてあげると良いかと思います**。いずれの場合も点眼薬をさす前には必ず手をきれいに洗い、下まぶたをそっとひっぱって、「あっかんべー」の状態にしてから点眼薬を1～2滴落とし、そのあとこぼれた薬液はティッシュなどでやさしく押さえる様にしてふきとり、そのまま1分ほど目を閉じます。

市販されている点眼薬の一つ、「アイボン」の成分に使用年齢の制限はありませんが、お子様にはカップの大きさや形が合わないことも考えられますので、目安として小学生（7歳以上）のお子様が対象です。使用時に液がこぼれることがありますので、親御さんが立ち会うようにしましょう。さらに、**花粉症用の眼鏡とフード付きの帽子を被ることで、傘をさして雨を防ぐように花粉から目を守ることができます**ので、目のかゆみが見られる場合は点眼薬とあわせて強くオススメします。

Q レーザー治療って何？

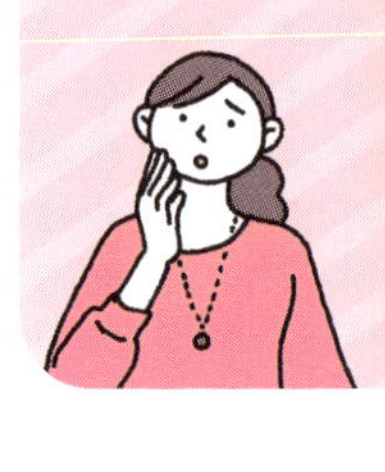

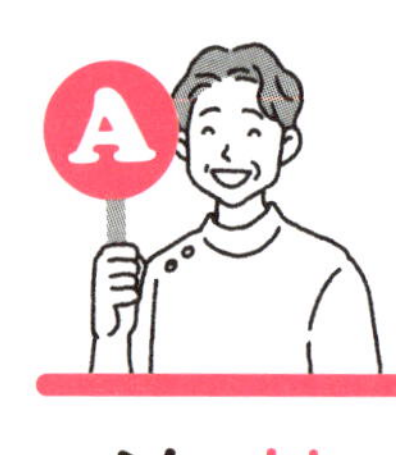

効果がすぐに期待できる治療法です。

「**レーザー治療**」とは、レーザーを鼻の中に照射（しょうしゃ）して、花粉症の症状を改善する治療法のことです。

鼻の内側の粘膜をレーザーで焼灼（しょうしゃく）すると、腫れていた粘膜が硬く縮こまり、鼻の中の空間が広がるので、鼻づまりの解消が見込めます。

また、粘膜の受容体をこわすので、外から侵入した花粉やハウスダストなどが鼻の中に付着しても反応しにくくなります。

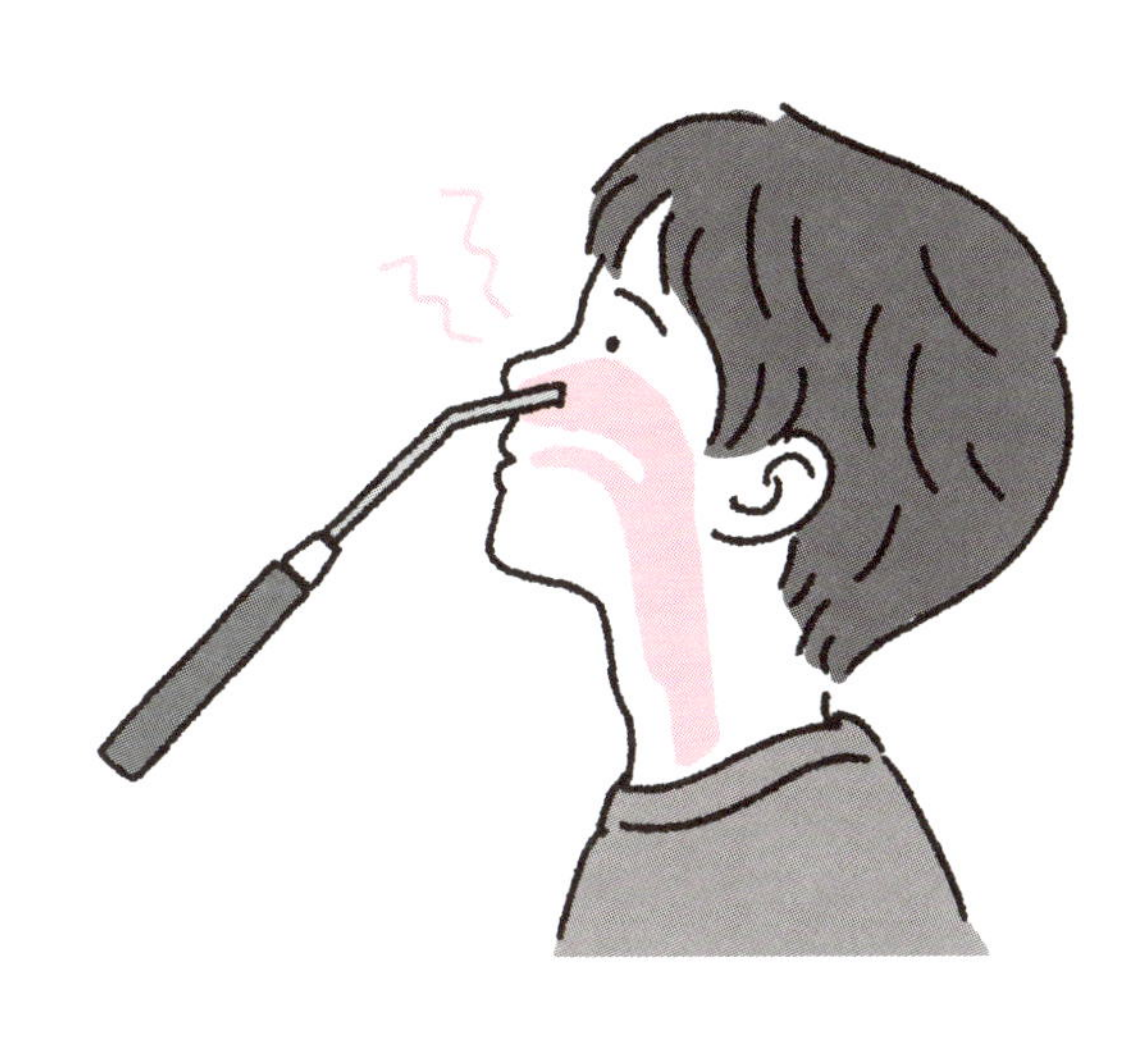

このレーザー治療の良いところは、一回手術をすればある程度効果が長続きすることです。薬物治療の場合は薬をやめると、症状が再び出てしまいますが、レーザー治療はいったんおこなえば、薬を飲まなくても鼻水、鼻づまり、くしゃみといった症状が出にくくなります。

その効果は1年から1年半とされ、花粉が飛散する前に1回だけおこなえば、その年は鼻水、鼻づまり、くしゃみで悩まされることが少なくなり、毎日、ラクに過ごすことができます。

子どもの場合は治療費も自己負担なし、あるいは少額で済む自治体もあるので、花粉症治療の選択肢の一つとして考えておくのも良いかと思います。

「鼻の中の粘膜を焼くのって痛くないの？」と心配されるかもしれませんが、治療前に麻酔をするのでほとんど痛みを感じません。

くわえて、レーザー治療で使用する器具は細く、鼻に入れても違和感が少ないのが特徴です。

ただし、麻酔の際に細い綿棒を鼻の中に10本程度入れるので、それに驚かれる患者さんはいます。

子どもを施術する際は、痛みがほとんどないシリコンの細い綿棒を使うことが多いですが、それでも鼻の中に何かを入れることに抵抗感を覚える子はいます。特に、**小学校の低学年以下の子どもは、綿棒を入れると泣いてしまったり、動いたりしてしまうケースがあり、レーザー治療をおこなえない場合があります。**

そこで、子どもの適性を見るために、レーザー治療をおこなう前にも何度か診察をします。鼻に空気を吹きかけるなどして、その反応を見て、「できる」「できない」を判断します。

それゆえに、ガマンができることが条件になり、多くの病院が小学校高学年を対象としています。

まずは近くの耳鼻咽喉科に、子どもにレーザー治療が可能かどうか相談してみてはいかがでしょうか。

Q レーザー治療の流れは？いつおこなうのがいい？

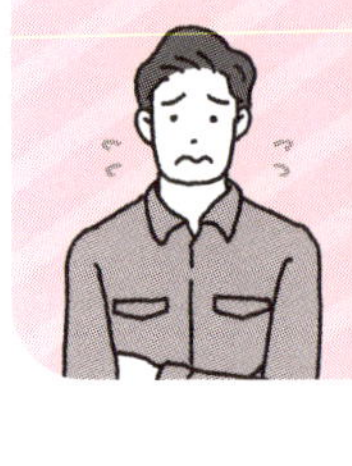

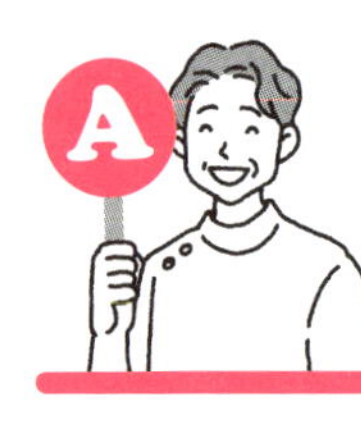

流れはとてもカンタン。基本的にはいつおこなってもOKです。

レーザー治療を受けるときは、問診と検査を受けてから日にちを決めておこないます。**入院は不要で、レーザー照射は原則日帰りで終わります**。レーザー治療は大人も子どもも同じようにおこなわれ、当日は次のような流れで進みます。

①ガーゼやスプレーを用いて、キシロカインと呼ばれる麻酔液で鼻粘膜を表面麻酔。15〜20分ほど待つ。

②鼻の穴に細いパイプ型の器具を入れ、アレルギー性鼻炎の主な反応部位（下鼻甲介粘膜）をレーザーで焼灼する。焼灼時間は両側あわせて約10分。

③ほかに何も問題が起きなければこれで帰宅。

レーザー治療を受けると、約80％の人が鼻づまり、鼻水やくしゃみの改善を実感するという報告もあります（＊11）。

ただ、レーザー治療をした直後は一時的に鼻づまりや鼻水がひどくなることがあります。それはレーザーで焼いた反応によるものです。たとえば転んですりむくと、血が出てきたあと、ジュクジュクしたものが出てきます。これは傷を修復するために白血球やマクロファージを含んだ滲出液が出てくるからなのですが、レーザー治療も同じです。

レーザーで焼いたところを修復しようとジュクジュクした滲出液が出てくるのです。鼻の中は閉鎖空間なので、滲出液が出てくると、鼻づまりや鼻水の症状が出やすくなります。

その場合は、耳鼻咽喉科で鼻の中を掃除します。掃除は専門器具を使って、掃除機のように鼻の中の余分な滲出液や鼻水を吸いとります。鼻の中の掃除を毎日おこなうと、次第にスッキリとし、快適に過ごせるようになります。

レーザー治療は基本、いつおこなっても大丈夫です。ただ、治療後に鼻づまりを起こしてしまうと、どうしても口呼吸になりがちです。口呼吸になると、口の中やのどが乾燥を起こしてしまいます。

特に、秋から春先にかけて乾燥するシーズンでは、口呼吸をすると口からウイルスに感染し、風邪やインフルエンザにかかるリスクが高まるので、**比較的湿度の高い、梅雨から夏の時期におこなうことをオススメしたいです**。

レーザー治療の流れ

術前

1 問診とアレルギー検査を受ける

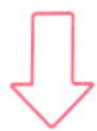

当日

2 キシロカインと呼ばれる麻酔液で鼻粘膜を表面麻酔

3 鼻の穴に細いパイプ型の器具を入れ、アレルギー性鼻炎の主な反応部位をレーザーで焼灼する

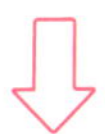

術後

4 滲出液が出る場合は、耳鼻咽喉科で鼻の中を掃除

梅雨から夏の時期におこなうのがオススメ

先輩ママ・パパの体験談

中学受験対策としてのレーザー治療

娘が小学6年生になった年の8月、レーザー治療をやってみました。毎年、お医者さんと相談しながら飲む薬をいろいろ変えてみましたが、効果はあまり見られませんでした。しかし半年後の2月に、娘は中学受験を控えていたため、レーザー治療に踏み切ったのです。

レーザーで鼻の中を焼くということもあり、最初は「子どもにさせていいの?」と迷っていました。しかし、30分ぐらいの施術で終わり、実際は子どもへの負担が少ないことや住んでいる自治体が医療費無料だったため、レーザー治療をおこないました。

最初に麻酔をする際、細い綿棒を鼻の中に入れるので、それに驚く子もいるようです。なので、手術の前に綿棒を入れても問題ないかをチェックして、無事レーザー治療をおこなえることになりました。「鼻の中を焼く」ということでどうしても不安はありましたが、実際にやってみると、拍子抜けするくらいすぐに終わり、その日のうちに家に帰れました。子どもに聞くと、ほとんど痛みはなかったようでした。効果は1年〜1年半ほど見込めるようなので、花粉症の症状にジャマされて、試験に集中できないといった事態を避けることができそうです。

（40代女性・Eさん）

第 5 章

花粉症の根治を目指す

～舌下免疫療法～

Q 花粉症はどうやって根本から治すの？

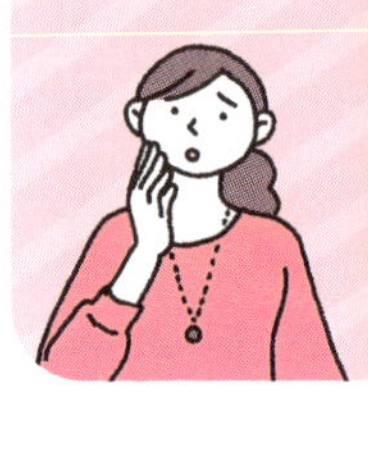

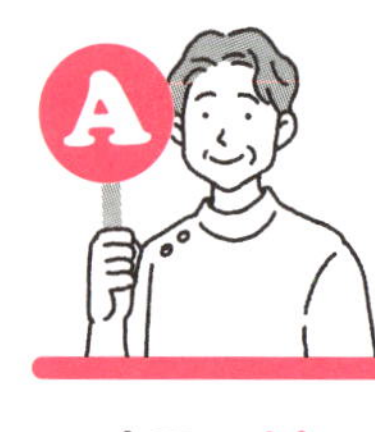

体質を改善すれば根治が期待できます。

従来、アレルギーとは体質であり、一度アレルギーになったら一生つき合っていかないといけないものだと思われてきました。

ところが最近は医療の発達により、**花粉症は「治せる病気」になってきました**。もちろん自然に治るものではないのですが、専門家の指導のもときちんと治療をすれば、治すことが可能です。

特にスギ花粉やダニによるアレルギー性鼻炎については、根本から体質を改善する

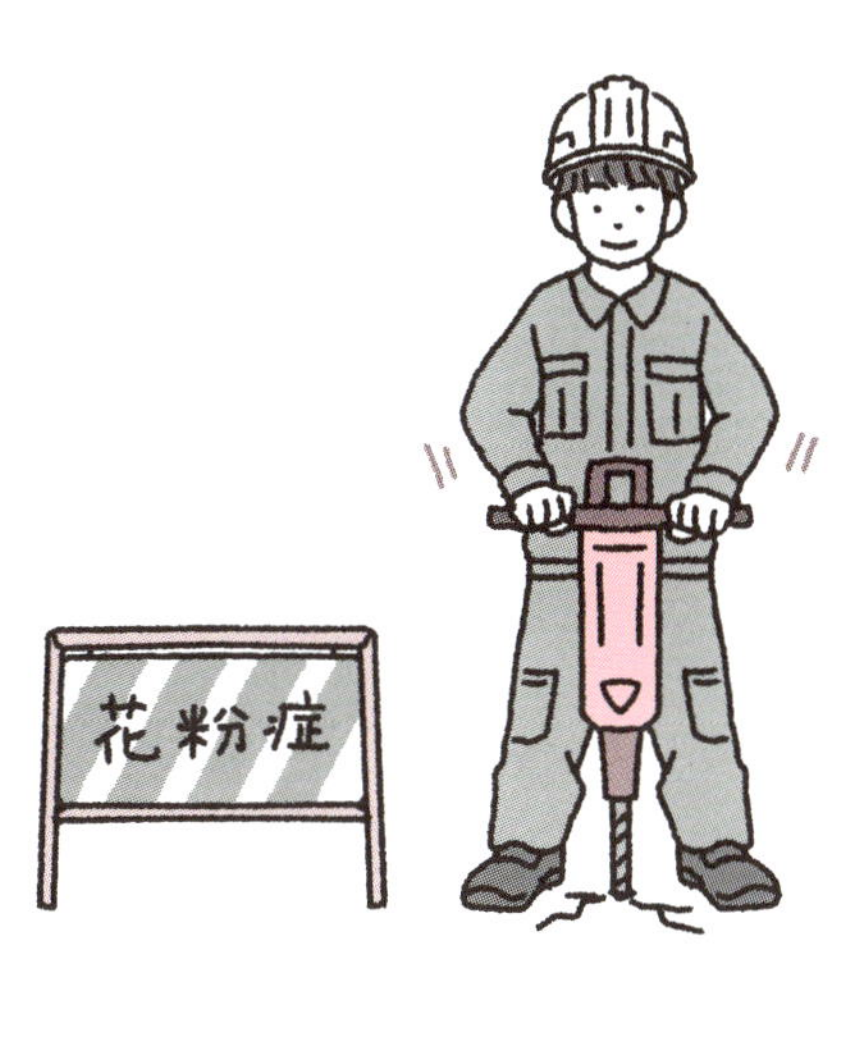

ことで、根治が期待できます。そのままにせず、子どものうちに体質改善の治療を始めておくと、その分治りも早くなります。

小学生で鼻づまりやくしゃみ、鼻水が出ると昼間の生活にも支障が出ますし、学習にも影響が出ます。

花粉症は放っておくとどんどん重症化するので、少しでも日常生活に支障がある子どもには、すぐに始めることをオススメします。

また女の子の場合は、将来的に妊娠や授乳のときに薬の服用や治療が制限されることもあるので、早めに体質改善をしておいた方がいいでしょう。

Q 体質改善する治療ってどんなもの？

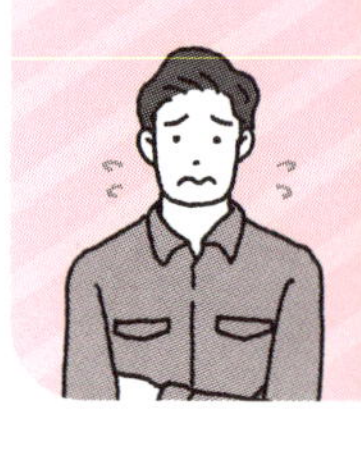

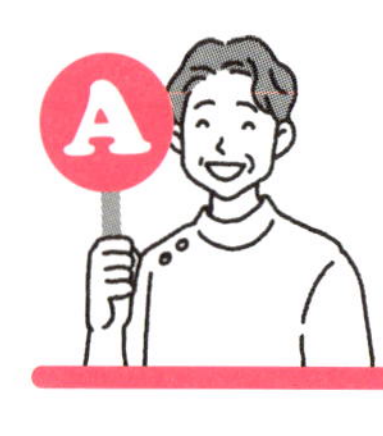

舌下免疫療法と呼ばれる治療があります。

本書を読む前、読者の中には「舌下免疫療法」というワードを聞いたことがなかった人もいたかもしれません。舌下免疫療法とは読んで字のごとく、舌の下を使って治療をおこないます。

では、どんな治療法なのでしょうか。端的にいえば、**自分の免疫機能が花粉に過剰反応しないようにするための治療です**。使うのは、アレルギーの原因となるアレルゲンを少量含んだ錠剤で、スギ花粉用とダニ用の二種類があります。スギ花粉用を服用すれば、ヒノキ花粉症にもある程度効果が期待できます。

なぜ、アレルギーの原因となるスギ花粉やダニといったアレルゲンを含んだ錠剤を使うのかというと、毎日少しずつ、アレルゲンに体を慣らしていくためです。

そもそも花粉症やアレルギー性鼻炎の場合、スギ花粉やダニといったアレルゲンに過剰に反応して発症します。このアレルゲンを少量ずつ体に入れていき、徐々に慣らすことで、過剰なアレルギー反応を起こりづらくする治療法を**「アレルゲン免疫療法」**といいますが、舌下免疫療法はそのうちの一つです。

じつは、このアレルゲン免疫療法は100年以上前からおこなわれていましたが、それは治療薬を皮下に注射する「皮下免疫療法」でした。これは病院でないと受けることができませんし、注射が嫌いな子どもたちにとっては難しい治療法でした。

ところが近年、舌の下に治療薬を入れて治療する**「舌下免疫療法」**が登場したことで、**自宅でも治療ができるようになり、患者さんの負担もずいぶん軽くなったのです。**

抗ヒスタミン薬やレーザー治療と舌下免疫療法の違いは？

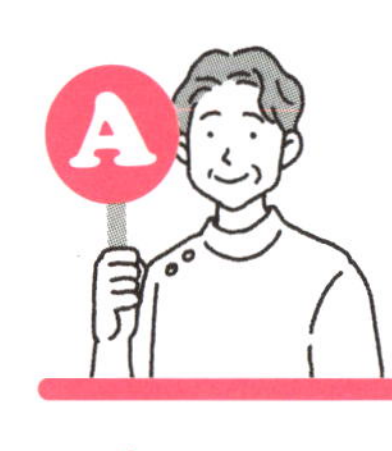

舌下免疫療法は対症療法ではなく、根治を目指す療法です。

抗ヒスタミン薬やレーザー治療でも花粉症の症状は軽減しますが、あくまでその効果は一過性のものになります。

薬はあくまで症状をおさえるもので、服用をやめればまた症状が出てきますし、レーザー治療もしばらくすると元に戻って、再びアレルギー症状が出てしまいます。

よく「漢方で体質改善」といわれますが、基本的に漢方も薬なので飲み続けないと効果は出ませんし、やめると症状が再び出るようになります。つまり対症療法なので、根本的な体質改善にはならないのです。

しかし、舌下免疫療法はアレルゲンに体を慣らして、過剰な免疫を出にくくする、根治を目指す治療です。

子どもでも安全に治療をおこなうことができるので、花粉症を発症したなと思ったら、すぐにでも治療を開始することがオススメです。

舌下免疫療法は、スギ花粉症またはダニアレルギー性鼻炎と診断された患者さんが受けることができます。**対象年齢は幅広く、子どもでも5歳以上であれば受けることができます。**

舌下免疫療法は錠剤で治療しますが、抗ヒスタミン薬のような眠くなる副作用がありませんし、また口の渇きも起こらないので、**日中授業で集中力が必要な小学生以上の子どもには特に向いているといえます。**

また、根本的に体質改善をしたいと思っている人にも舌下免疫療法は適しています。

Q どんなふうに治療するの？

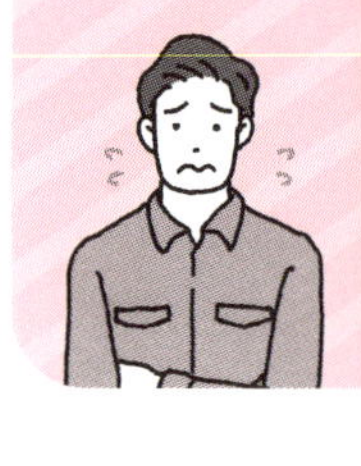

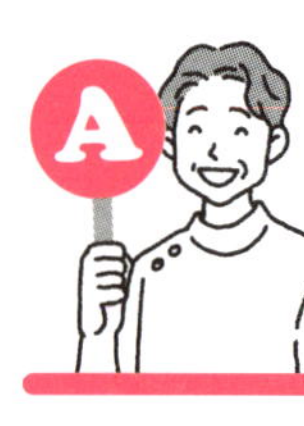

1日1回、錠剤を舌の下で溶かすだけです。

舌下免疫療法は溶けるタイプの錠剤を使います。イメージとしては小さなラムネ状のものを服用します。**味もほとんどしないので、子どもでも使いやすいのが特徴です。**

まずは、錠剤を舌の下に入れて1分間待ちます。そして1分経ったら唾液ごとごっくんと飲みます。

その後は5分間、飲食、歯磨き、うがいをするのを避けます。これは薬の効果が薄れないようにするためです。

朝のルーティンに服用を組み込むのがオススメ！
服用
トイレ
着替え
朝食
起床
あっという間に
5分以上！

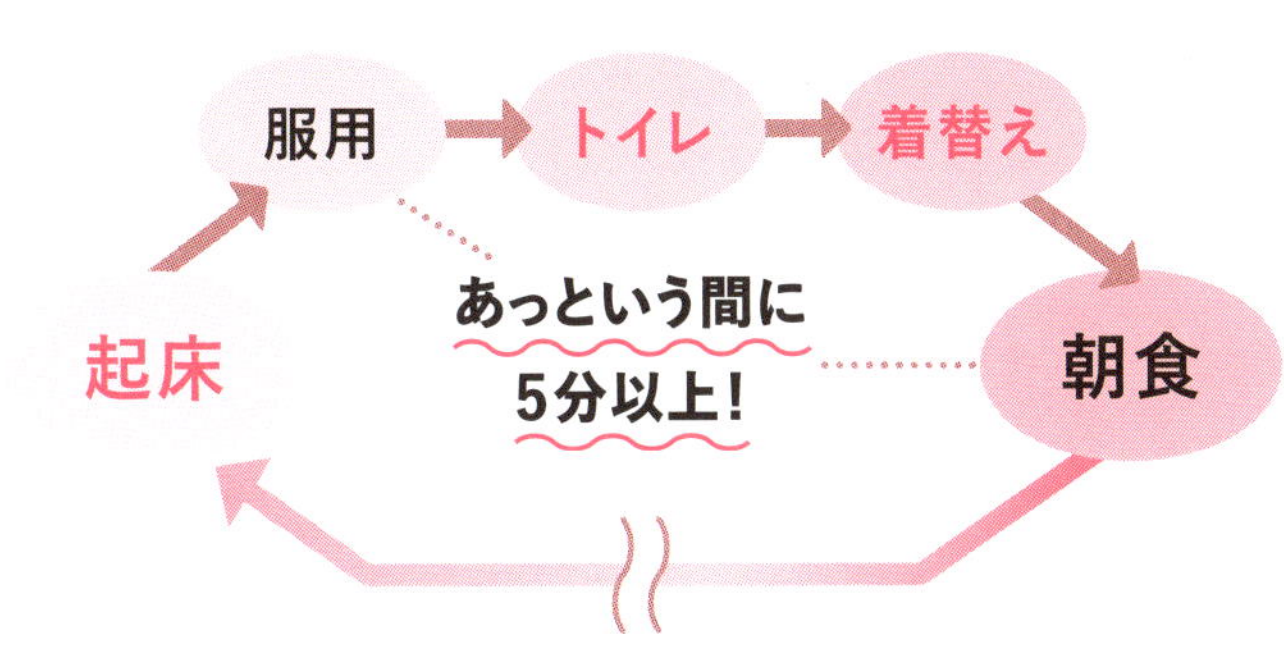

服用する時間帯に指定はありませんが、朝、起きたときの服用を私はオススメしています。特に、起床後トイレに入る前に服用することを推奨（すいしょう）しています。

というのも、トイレに入る前に飲んでおけば、トイレを終えて手を洗って出るまでに、だいたい3～4分ぐらいは経つからです。そこから体重を測ったり、身支度（みじたく）をすればあっという間に5分以上が経ちます。

飲み忘れを防ぐためにも、**朝のルーティンに薬の服用を組み込んでおくといいでしょう**。さらに、薬をトイレのドアに貼っておくか、朝起きてすぐに目に入るところに置いておくと飲み忘れを防げます。

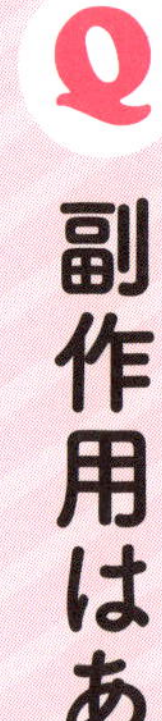

副作用はあるの？

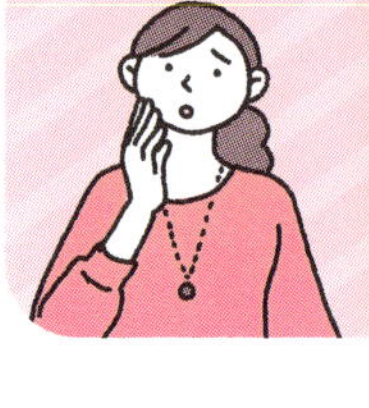

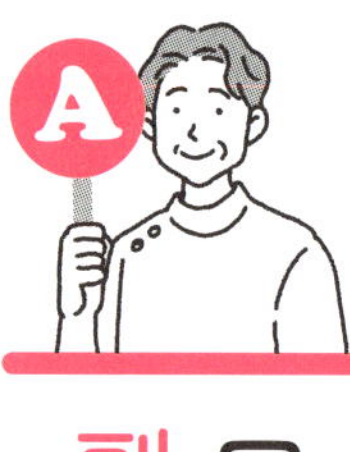

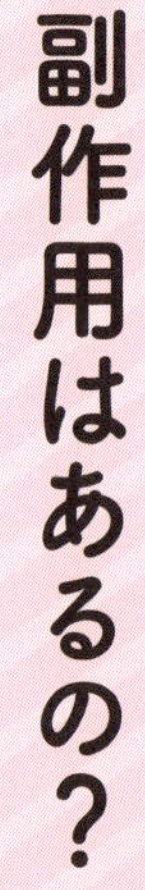

口の中がピリッとする程度の副作用はあります。

舌下免疫療法は副作用が比較的少ない治療法として知られています。

とはいえ、治療を開始する際に、**アレルギー反応が出過ぎないかをチェックするために、初回のみシダキュアという錠剤を医療機関で服用します。**それで問題なければ自宅での服用を開始します。しかし、まれに次のような副作用があらわれる場合があります。

舌下免疫療法を始めるまでの流れ

アレルギー検査を受ける

▼

初回のみ病院で
シダキュアを服用

▼

30分間待機し、重篤な
副作用が出ないか確認

▼

問題なければ帰宅し、
服用を開始

「のどや口の中が
チクチクしない？」
「のどかゆくない？」など、
子どもに声をかけて
確認してあげよう

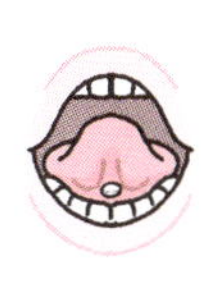

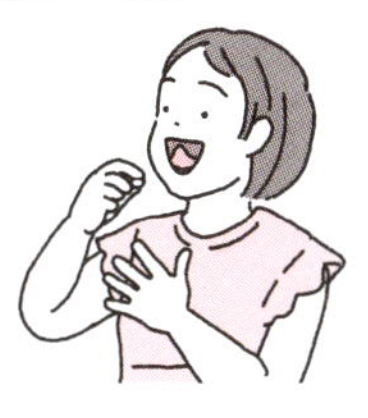

●のどの刺激感／口の中の腫れ／口や耳のかゆみ

舌下免疫療法で使う薬には、花粉やダニと同じアレルゲンが使われており、**口に入れると口内やのどのあたりがちょっとピリッとするかもしれません**。それはアレルゲンに体が反応しているからであって、しばらくすると痛みはとれます。

もしも耐えられないほど痛い、または口の中やのどのあたりがかゆい場合は、すぐに水を飲んで薬に入っている抗原を薄め、医療機関を受診しましょう。

ただ、大人と違って子どもは痛みやかゆみをうまく言葉で伝えられないかもしれません。そんなときは、**「のどや口の中がチクチクしない？」「のどがかゆくない？」など声をかけて確認をしてください**。

また、舌下免疫療法はアレルゲンを体内に入れるため、まれに「アナフィラキシー」という重いアレルギー症状があらわれることがあります。アナフィラキシーの前兆としては次の症状があげられます。

- 皮膚のかゆみ、じんましん、皮膚が赤くなる／胃痛、吐き気、嘔吐／視覚異常／咳、のどのかゆみ、息苦しさ／胸の締めつけ、脈が早くなる／不安感、意識がぼんやりする／チアノーゼ（皮膚や粘膜が青紫色になる）など

そのため、最初の服用は必ず医療機関でおこない、30分間はこのような症状が出ないか医師の方でチェックをします。実際、重篤な副作用の報告は少なく、私が診察した患者さんの中でも、アナフィラキシーショックを起こしたケースはありません。

ただ、ごくごくまれではありますが、万が一、2回目、3回目の服用の際にこのような症状が出た場合はすぐに医療機関を受診してもらいます。特に吐き気、意識障害、脈が速くなる、不整脈が起きた場合は救急車を呼ぶなど迅速な対応が迫られます。

病院で最初に服用する際、どんな副作用が起きるか、万が一緊急性の高いアレルギー症状が出た場合はどうするか、どんな症状の場合に救急車を呼べば良いかまで医師に聞いておくと安心かもしれません。

ちなみに私は万が一に備え、クリニック近くの総合病院の連絡先が書かれたカードを渡すようにしています。このカードは舌下免疫療法の治療中であることも明記され、いつも携帯しておくことで、万が一、どこかで倒れて意識がない場合だったとしても、このカードを見れば一目瞭然で、「舌下免疫療法を受けているんだな」ということがわかるようになっています。

いつ始めるのがいい？

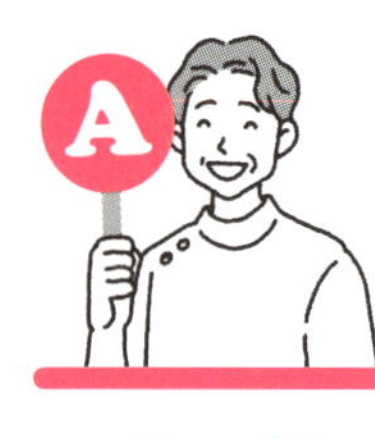

花粉の飛散が始まる前にスタートさせましょう。

舌下免疫療法は花粉が飛散しているシーズンではなく、その前から開始します。スギ花粉の場合、バレンタインデーあたりからホワイトデーあたりまでがピークといわれていますが、最近は1月から飛散する地域もあるので、**少なくとも、その前の年の12月ぐらいまでには始めます。**

飛散している時期に舌下免疫療法を始められないのは、副作用の発現の可能性が高くなるためです。なお、以前から服用してきた子どもに関しては、飛散時期も継続し

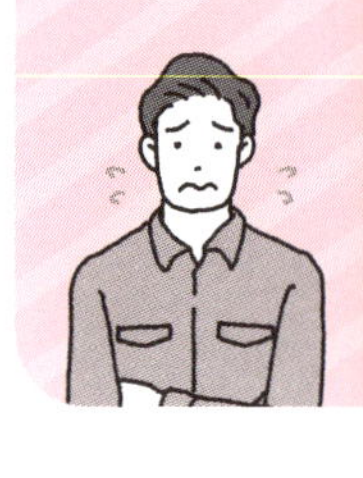

スギ花粉の舌下免疫療法は
花粉の飛散が終わってからスタートできる

1～4月

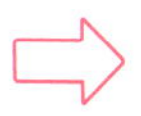

5月

抗ヒスタミン薬やレーザー治療などで花粉症の症状をおさえる(以前から継続してきた子どもは飛散時期も継続して服用)

飛散が終わってから舌下免疫療法を開始

て服用します。

ひょっとすると、花粉が飛散しているシーズンにこの本を読んでいる人が多いかもしれません。

もしも飛散が始まった頃に花粉症だと発覚したら、その期間は抗ヒスタミン薬やレーザー治療などで花粉症の症状をおさえ、**飛散が終わった5月以降に舌下免疫療法をおこなうのが適切なアプローチになります。**

Q どのくらいの期間で治る？

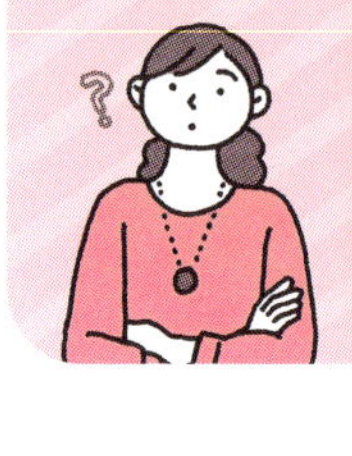

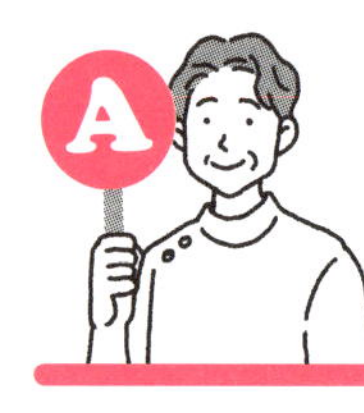

舌下免疫療法は長期戦、3年以上は見込んでおきましょう。

舌下免疫療法は体質を根本的に改善することを目指した治療で、薬を飲んですぐに効果を実感するものではありません。**毎日、少しずつ体をアレルゲンに慣らしていくので、体質改善を実感するまでには3年ぐらいはかかります。**

その間、どうしても鼻づまりや鼻水、くしゃみなどの症状は出ます。そんなときに頼りになるのが抗ヒスタミン薬やレーザー治療です。

花粉症の治療は舌下免疫療法と同時に、抗ヒスタミン薬やレーザー治療と併用でおこなわれることが多いのです。

特にレーザー治療をおこなうと半年から1年ぐらいは鼻づまりや鼻水、くしゃみが減り、花粉症シーズンでもラクに過ごすことができます。レーザー治療は第1世代の抗ヒスタミン薬と違って眠気が出ないので、日常生活にも大きな支障をきたすことがありません。その間に舌下免疫療法を続けていけば、知らず知らずのうちに花粉症の症状が出なくなっています。

ただ前述のように、**レーザー治療は小学校高学年以上を対象としていることが多いので、それ以下の子どもの場合は眠気の少ない抗ヒスタミン薬を使っての治療になります。**

また、漢方薬は副作用が出にくいものが多いので、花粉症が軽症のうちは漢方薬を使いつつ、舌下免疫療法を進めるのも選択肢の一つです。

なお、治療を終える目安ですが、1年間、鼻水、鼻づまり、くしゃみなどの症状が出なければ舌下免疫療法を卒業することになります。

Q 治療を休んだらどうなるの？

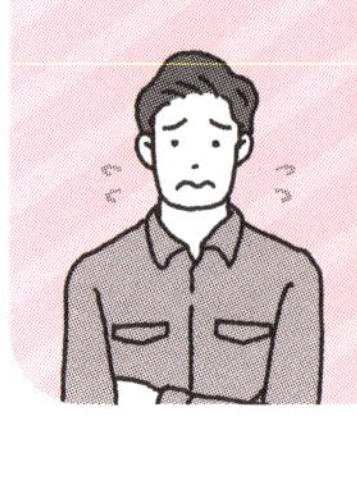

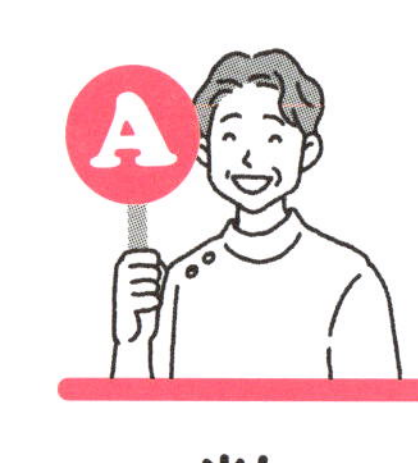

数日なら休んでも大丈夫です。

服用の最中に発熱をした、口の中に口内炎ができた、抜歯をした場合などは、**自己判断で服用を中止せずに、医療機関を受診し、医師に相談をしましょう。**

それ以外の理由で服用し忘れることもあるかとは思いますが、1～2日休んだからといって、慌てることはありません。

山登りでたとえると5合目まで登ったタイミングでちょっと疲れたからといって少し休んでも、4合目や3合目まで戻るわけではありませんよね？　**それと同じで少し**

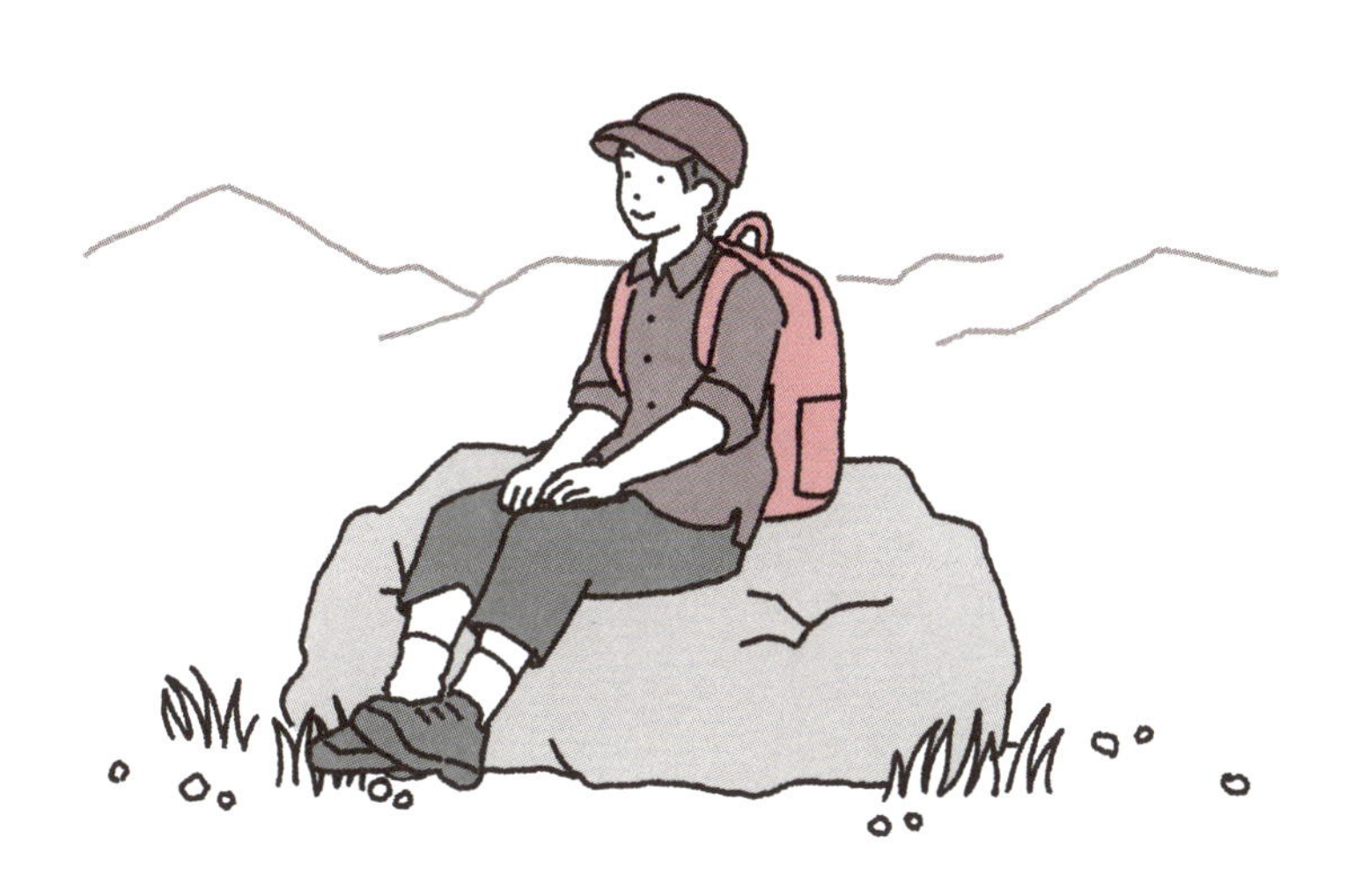

休んだからといって、元に戻るわけではなく、また治療を再開すれば体はどんどん良くなる方向に進んでいきます。

ただし、1ヵ月ほど休んでしまうと、体が元に戻る可能性があります。舌下免疫療法は毎日、コツコツと続けて治していくものなので、中止する期間が長いとそれだけ治療も長期化するので、服用が可能な場合はなるべく時間を空けずに飲み続けるのが理想です。

Q ダニアレルギーもある場合はどうするの？

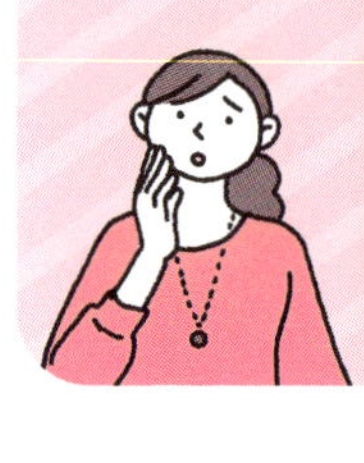

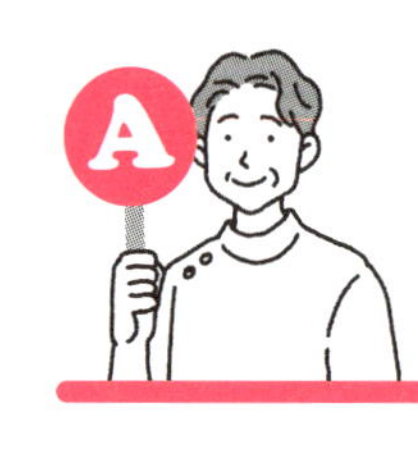

A 並行して治療をおこないます。

普段診察していても、花粉とダニの両方のアレルギーをもっている患者さんは少なくありません。花粉とダニの両方のアレルギーがある場合は、花粉用とダニ用の舌下免疫療法の治療薬を並行して使います。**ただし、同時にスタートするのではなく、症状が軽い方から服用を始めます。**

たとえば、スギ花粉によるアレルギーの方が症状が軽いときは、花粉用から始め、副作用がなければその1ヵ月後、ダニ用もスタートさせます。

スギ花粉とダニのアレルギーがある場合

ケース❶（スギ花粉の飛散時期以外にスタート）

症状が軽い方から服用を始めて、副作用がなければその1ヵ月後に重い方の服用も始める

ケース❷（スギ花粉の飛散時期にスタート）

ダニアレルギーの薬を先に服用し、スギ花粉の飛散が終われば、スギ花粉の薬の服用も始める

症状が軽いものから始めた方が副作用も出にくく、そのあとに、より重いアレルゲンを体に入れても、慣れ始めているので、副作用が出にくいといわれています。

前述のように、飛散シーズンには始められないので、1〜4月に治療を始める場合はダニの舌下免疫療法を先行させ、そのあと飛散終了後の5月ぐらいから花粉症の治療を始めます。

Q どこで治療を受けられる？

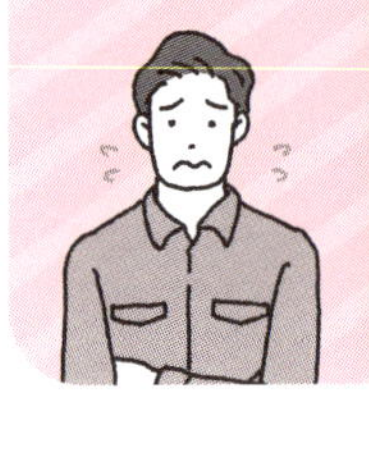

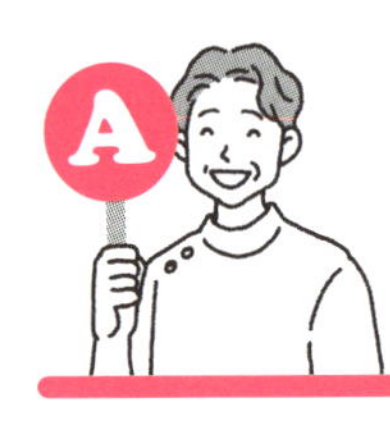

認定された医療機関でのみ受けられます。

舌下免疫療法は基本的に、花粉症やアレルギー性鼻炎の治療をおこなっている耳鼻咽喉科や内科、小児科で受けられることが多いです。

ただし、すべての耳鼻咽喉科や内科、小児科で受けられるわけではなく、専門の講習を受け、認定を受けた医療機関に限られます。かかりつけ医がいる場合は、そこで受けられるかを相談し、もしそこで治療をおこなっていなければ、近くで治療をおこなっている医療機関を紹介してもらっても良いかと思います。

舌下免疫療法を受けることができる医療機関は増えていますし、少なくとも、各自治体で1～2ヵ所以上、受診可能な医療機関が存在しているケースがほとんどなので、インターネットで検索して調べてみるのもいいでしょう。

ちなみに、鳥居薬品が運営しているサイト「トリーさんのアレルゲン免疫療法ナビ」では、全国で舌下免疫療法について相談できる医療機関を探せます（左記二次元コード）。

また多くの場合、舌下免疫療法で処方される薬は、治療をおこなっている医療機関の近くの薬局で入手できるかと思いますが、中には在庫がない場合もあるかと思います。その場合は取り寄せてもらいましょう。

花粉症に困っている子どもをラクにしてあげるために、ほかの薬もうまく使いながら、舌下免疫療法で体質改善を目指してみてはいかがでしょうか。

先輩ママ・パパの体験談

舌下免疫療法をやってみて

息子は2歳頃から、春になると鼻がグズグズとするようになりました。よく鼻風邪をひく子だったので、とくに受診もしませんでした。ところが、年を追うごとに春先の鼻炎症状は悪化していき、6歳の頃には、抗ヒスタミン薬を継続して服用しても、鼻が詰まって眠れないほどひどくなりました。小児科でアレルギー検査をしたところ、スギ花粉アレルギーのクラス5ということが判明。その際、医師に舌下免疫療法を勧められ、7歳の11月ごろからシダキュアを飲み始めました。

服薬によるアレルギー症状はほとんど出ませんでしたが、毎日飲ませるのが大変でした。声かけをしても、目に見える場所に出しておいても、飲むのを忘れてしまいます。苦肉の策として、僕や妻が手渡しして、目の前で飲むまで待つようにしました。面倒ですが、いちばん確実ですし、何より親がイライラしなくてすみます（笑）。

飲み始めて1年目の春はほとんど変化がありませんでしたが、2年目の春には明らかに症状が軽くなり、3年目の春になると、マスクをしなくても普通に生活できるくらい劇的に改善しました（抗ヒスタミン薬も服用）。

今ではダニの舌下免疫療法も始めました。毎日2錠飲ませるのは少し大変ですが、効果があるとわかっているので、さほど苦になりません。（40代男性・Sさん）

おわりに

ここまでお読みいただきありがとうございます。本書ではさまざまな治療法を紹介してきましたが、特に私としてはスギ花粉症の根治療法である舌下免疫療法を推奨しており、舌下免疫療法を一人でも多くの読者様、患者様にお伝えできることはこの上ない喜びです。

戦後の植林政策及び生活様式の変化に伴い、日本国民の約3分の1がスギ花粉症にかかり、「国民病」とまでいわれるようになりました。医師になって30年目を迎えますが、スギ花粉症に悩む方は毎年増加しており、特に近年では子どもの頃から発症する割合が高くなってきました。

この本ではスギ花粉症やアレルギー全般の治療法についてお話ししていますが、発症してまだ年数の経っていない子どもは軽症であることが多く、短い年数で完治させることが可能です。舌下免疫療法をおこなえば、スギ花粉症やダニアレルギーは軽症化し、最終的に治癒へと向かう可能性があります。

一方で、治療をおこなわず放置すると、重症化してしまう傾向があります。自治体によって子どもの医療費負担は異なりますが、無料だったり、少ない負担額で治療を受けたりすることが可能なので、ぜひ負担の少ないうちに開始することをオススメします。

30年前、医師になったばかりの頃にもスギ花粉症やアレルギーでお困りの方々は大勢いらっしゃいましたが、舌下免疫療法はまだ開発されていませんでした。

頻繁に注射する必要のある皮下免疫療法は存在こそしていましたが、あまり普及していませんでした。加えて、当時より鼻粘膜をレーザーなどで焼灼する手術もおこなわれていますが、根治療法ではなく対症療法なので数年経過するうちに効果が薄れますし、目や皮膚の掻痒感(そうようかん)には効果がありません。焼灼術は局所麻酔を使用するため痛みはありませんが、恐怖心が強い子どもも多く、重症であってもこの治療を受けるケースはまだ少数にとどまっています。

それに対して、スギ花粉症の舌下免疫療法は、「苦味などがないラムネ状の薬を舌の下に投与して溶けたら1分後に飲み込む」という非常に簡単な治療法ですので、2014年に登場して以来、スギ花粉症でお困りの子どもを含む多くの患者様が開始しました（対象が小児に拡大したのは2018年）。

成人の中には数十年間、「スギ花粉症で毎年春になると夜眠れなくなるほど辛い」という最重症に分類される方もいらっしゃいますが、開始して以来、毎年症状が軽減して最後には消失し、ご自分から「もう治ったので止めても良いですか」とおっしゃって治療を終了することがあります。そういうお言葉を頂戴すると、舌下免疫療法をオススメして良かったと心から嬉しくなります。

また、長年スギ花粉症に苦しんでいた方々がその症状から解放されると、周囲の人たちにも舌下免疫療法を勧めることが多いと伺っています。

アレルギーで悩んでいる方は家族の中にも同様の症状でお困りの方が少なくありま

せん。舌下免疫療法をおこなわない場合でも、花粉を近づけない方法や生活上の注意点をご家族で共有することで予防の意識を高め、ご自宅にできる限りスギ花粉を持ち込まないように気をつけてください。

本書では、親御さんだけではなく、お子様ご自身も読んだ方が花粉症及び舌下免疫療法についての理解が深まると考え、小学校高学年以上の方に読んでいただけるように、平易な表現を心がけました。

この本を通じて、一人でも多くの方々が花粉症の苦しみから解放されれば幸いです。

最後に、いつも私を支えてくれる家族に感謝いたします。あなた達の存在にどれほど力付けられているか、計り知れません。

村川哲也

[参考文献]

＊1 大久保.(2015).的確な花粉症の治療のために(第2版).厚生労働省
https://www.mhlw.go.jp/file/06-Seisakujouhou-10900000-Kenkoukyoku/0000077514.pdf

＊2 松原・他.(2020).鼻アレルギーの全国疫学調査2019(1998年,2008年との比較)
日本耳鼻咽喉科頭頸部外科学会
https://www.jstage.jst.go.jp/article/jibiinkoka/123/6/123_485/_pdf

＊3 ロート製薬.(2024).ロート製薬
https://www.rohto.co.jp/-/media/cojp/news/release/2024/0209_01/report_20240209.pdf

＊4 佐橋.(2018).過去40年間に見るスギ・ヒノキ花粉年次変動と患者数の推移
東邦メディアネットセンター
https://www.mnc.toho-u.ac.jp/v-lab/kafun/40years.html?fbclid=IwY2xjawFrIjRleHRuA2FlbQIxMAABHcefXX5jxUFfMwwQQWv92UEuCZcWKjKqsnnvWtE69KZoQB3COTEOqeAiZQ_aem_pmr9k6PAmWoYxGZPVXRN7w

＊5 WORLD ALLERGY ORGANIZATION.(2016).POLLEN ALLERGIES Adapting to a Changing Climate
https://www.allergy.or.kr/include/lib/download_post_attachment.php?id=1471&idx=1

＊6 傳田.子どものうつ病と発達障害.北海道大学大学院保健科学研究院生活機能学分野
https://www.hs.hokudai.ac.jp/wp-content/uploads/2023/10/symposium_denda.pdf

＊7 三島・他.(2013).国立精神・神経医療研究センター・三島和夫部長らの研究グループが、睡眠不足で不安・抑うつが強まる神経基盤を解明
https://www.ncnp.go.jp/pdf/press130214.pdf.国立精神・神経医療研究センター

＊8 E Aizawa.(2016).Possible association of Bifidobacterium and Lactobacillus in the gut microbiota of patients with major depressive disorder.PubMed
https://pubmed.ncbi.nlm.nih.gov/27288567/

＊9 DAIKIN.(2022).コロナ禍の花粉シーズンの困りごとに関する意識調査を実施
https://www.daikin.co.jp/press/2022/20220225

＊10 一般社団法人 日本衛生材料工業連合会.マスクについて マスクの効果と選び方編
https://www.jhpia.or.jp/product/mask/mask2.html

＊11 川村・他.(1993).鼻アレルギーに対するレーザー手術の検討
https://www.jstage.jst.go.jp/article/jibirin1925/86/4/86_4_531/_article/-char/ja/

［著者］
村川哲也（ムラカワ・テツヤ）
医師・医学博士。日本耳鼻咽喉科頭頸部外科学会専門医・日本気管食道科学会認定専門医・日本レーザー医学会専門医。防衛医科大学校卒業後、カリフォルニア大学バークレー校ローレンスバークレー国立研究所勤務などを経て、2007年に喜平橋耳鼻咽喉科を開業、現在に至る。花粉症治療の中でも、特に舌下免疫療法の治療実績は日本有数を誇る。

［STAFF］

協力	OUTSTANDING出版／ ワールドクラスパートナーズ株式会社
ブックデザイン	藤 星夏（TwoThree）
カバー・本文イラスト	マツ
執筆協力	廉屋友美乃
編集	川本真生（小学館クリエイティブ）

子どもの一生を決める 花粉症対策

2024年12月25日　初版第1刷発行

著　者　村川哲也
発行者　尾和みゆき
発行所　株式会社小学館クリエイティブ
〒101-0051 東京都千代田区神田神保町2-14 SP神保町ビル
電話0120-70-3761（マーケティング部）
発売元　株式会社小学館
〒101-8001 東京都千代田区一ツ橋2-3-1
電話03-5281-3555（販売）
印刷・製本　中央精版印刷株式会社

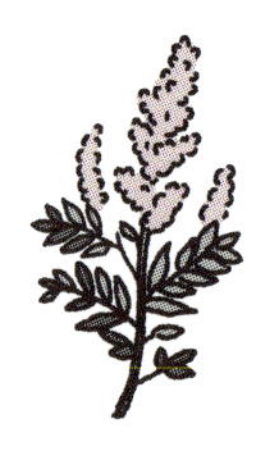

ISBN 978-4-7780-3640-9